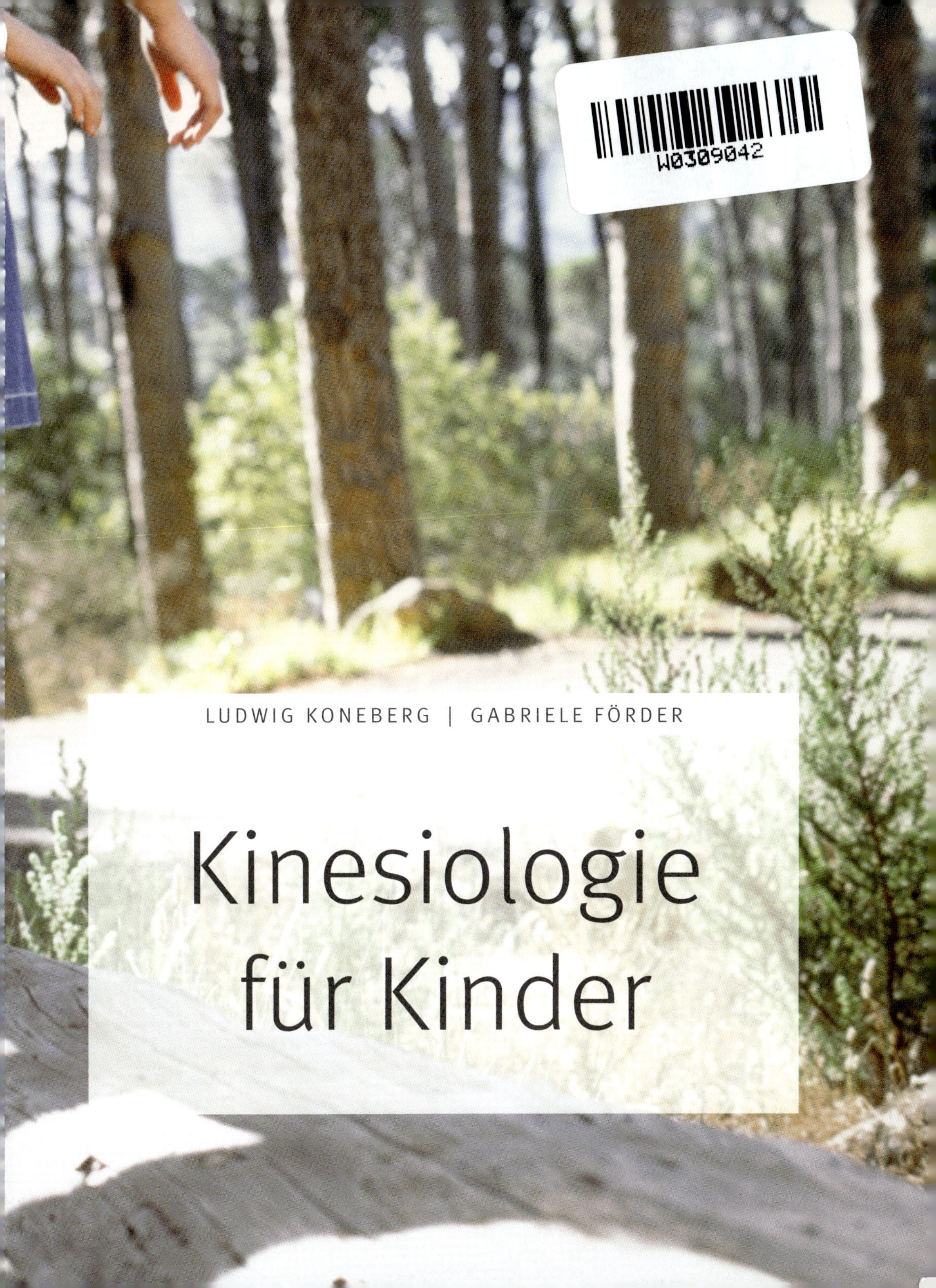

LUDWIG KONEBERG | GABRIELE FÖRDER

Kinesiologie für Kinder

THEORIE

PRAXIS

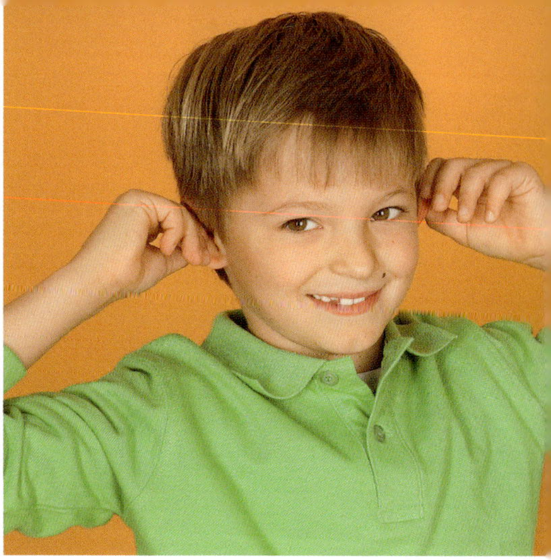

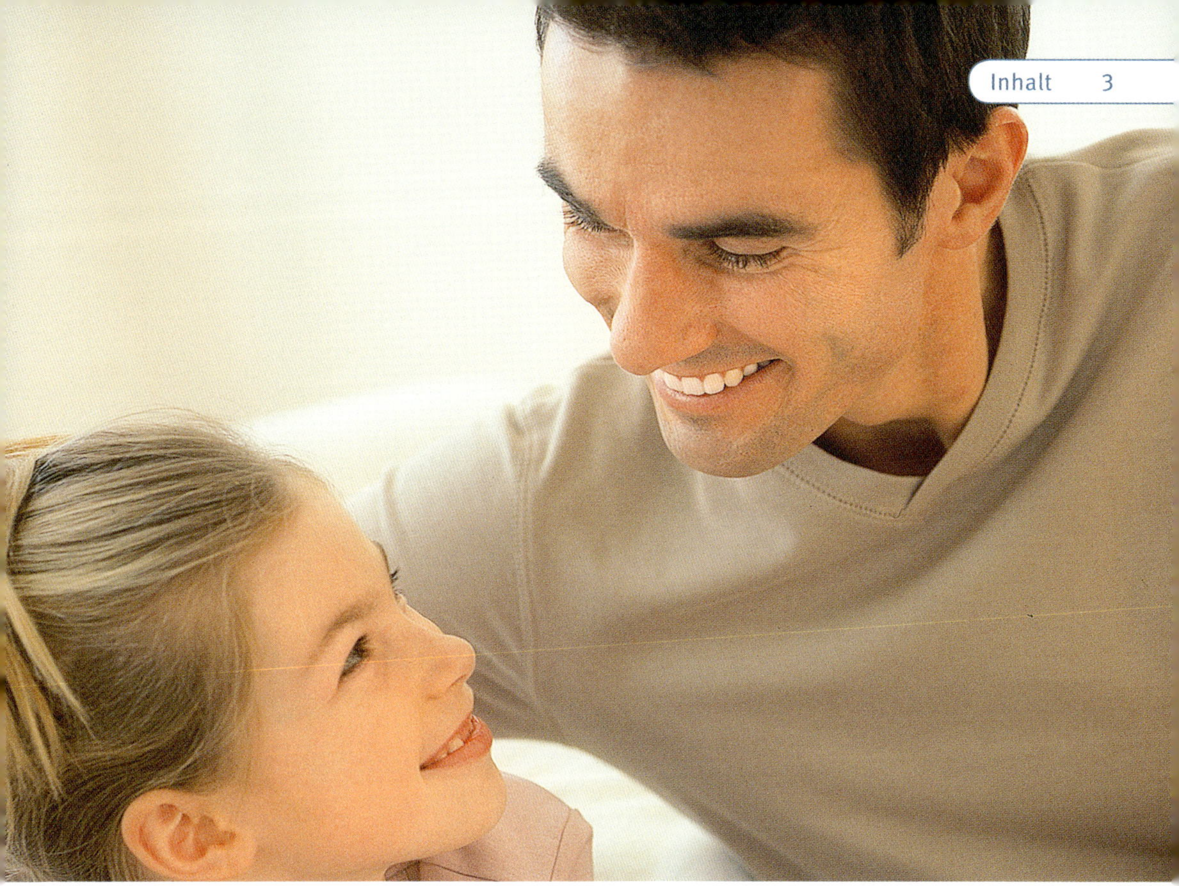

SERVICE

DIE AUTOREN

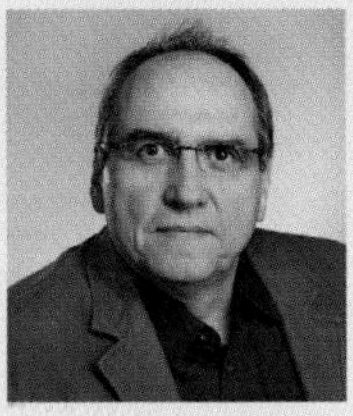

Ludwig Koneberg, M. A. phil., geboren 1947 in Ronsberg, studierte Wirtschaftsingenieurwesen, Philosophie und Pädagogik. Er war Fachschulrektor und Direktor einer Akademie für pädagogische und Gesundheitsberufe. Seit 1990 arbeitet er als Lernberater und Management-Trainer. Er ist außerdem Gründer und Leiter des Ausbildungsinstituts für Praktische Pädagogik sowie Begründer der Evolutionspädagogik®.

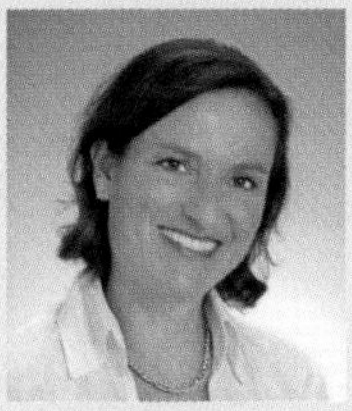

Gabriele Förder, geboren 1958 in Stuttgart, studierte Germanistik und Sozialwissenschaften. Sie arbeitet als Redakteurin und freie Journalistin mit den Spezialgebieten Gesundheit, Wissenschaft und Kinder. Frau Förder ist Mitautorin mehrerer GU Ratgeber.

EIN WORT ZUVOR

Konzentrationsprobleme, Aggressivität, Lese-, Schreib- und Rechenschwächen gehören mehr und mehr zum schulischen Alltag. Immer mehr Kinder fallen durch Lern- und Verhaltensstörungen auf. Sie sind unruhig, ängstlich, leiden unter Bewegungsmangel und gesundheitlichen Beschwerden. Bis zu 40 Prozent der Grundschüler sind heute von solchen Problemen betroffen. Häufig laufen die Erklärungsversuche für diese Schwierigkeiten auf fragwürdige Schuldzuweisungen hinaus wie »Er passt nie auf, ist eben ein schlechter Rechner« oder »Sie ist faul, das Kind einer alleinerziehenden Mutter«. Als Selbsthilfemethode für Kinder und Erwachsene begnügt sich die Pädagogische Kinesiologie nicht mit der unbefriedigenden Suche nach Ursachen, sondern bietet Kindern, Eltern, Lehrern und Erziehern praktische Hilfe: Schulprobleme werden vorwiegend als stressbedingte Lernblockaden, nicht als Folge von negativen Eigenschaften von Kindern oder Eltern gesehen. Wir zeigen Ihnen, wie Sie solche Lernblockaden bei Ihrem Kind erkennen und mit speziellen Übungen auflösen können. Die einfachen, unterhaltsamen Übungen machen Lernen wieder möglich und führen schnell zu positiven Verhaltensänderungen.
Unser Ratgeber ist aber nicht nur als Hilfe für Kinder gedacht. Wir möchten auch alle Erwachsenen ansprechen, die mit Kindern leben oder arbeiten. Die Erfahrung hat gezeigt, dass Lernsituationen mit Kindern häufig auch für die Großen stressbelastet sind. Für solche Fälle finden Sie ebenfalls Hilfen in diesem Buch – damit Sie selbst entspannt bleiben und Ihr Kind nicht nur mit seinem Lernproblem, sondern in seiner gesamten Persönlichkeit wahrnehmen können. Nach dem Motto »Man lernt nie aus« können die Übungen der Pädagogischen Kinesiologie auch uns Erwachsenen helfen, geistige Blockaden zu überwinden.

Ludwig Koneberg
Gabriele Förder

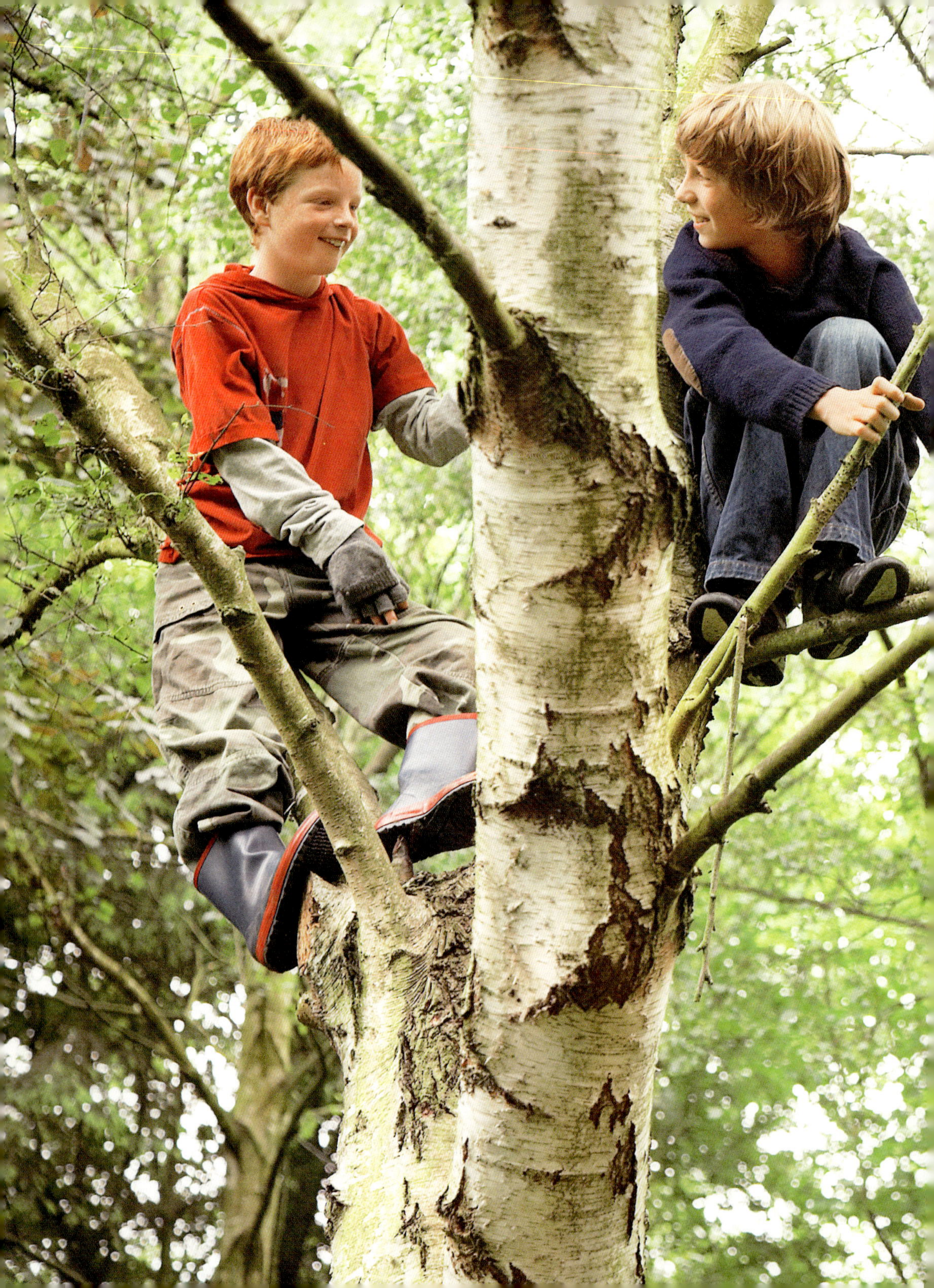

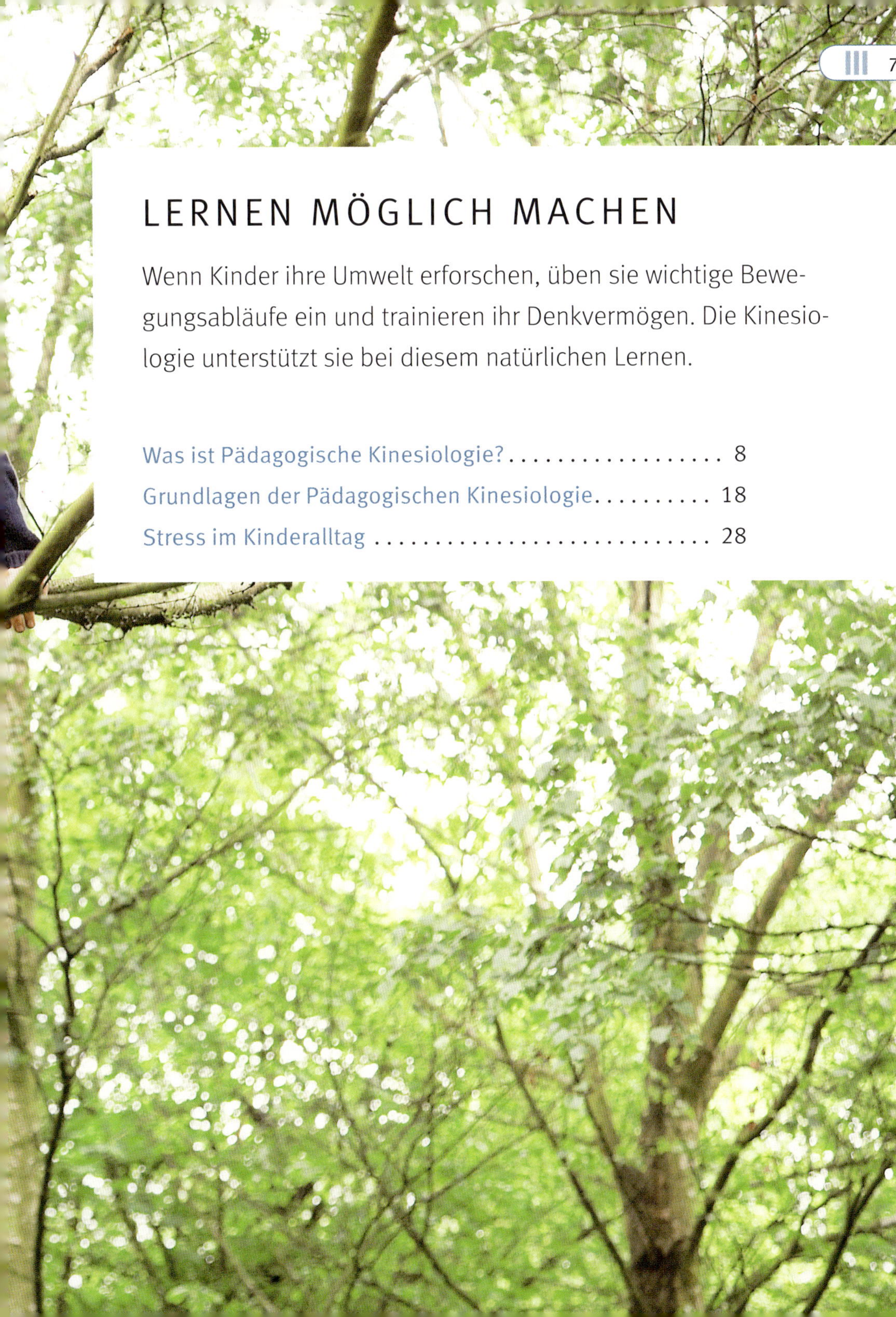

LERNEN MÖGLICH MACHEN

Wenn Kinder ihre Umwelt erforschen, üben sie wichtige Bewegungsabläufe ein und trainieren ihr Denkvermögen. Die Kinesiologie unterstützt sie bei diesem natürlichen Lernen.

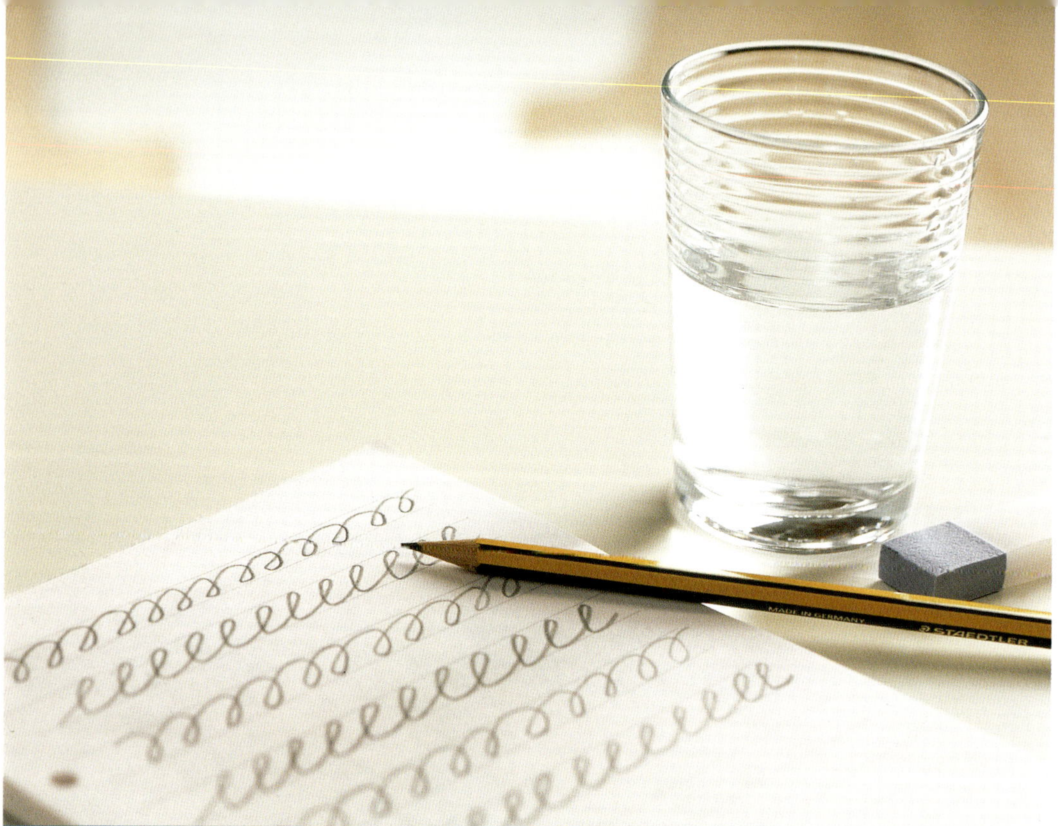

Was ist Pädagogische Kinesiologie?

Kinesiologie ist die Lehre von der Bewegung. Sie besagt, dass Bewegung nicht nur das körperliche und seelische Wohlbefinden positiv beeinflusst, sondern auch die Fähigkeit, zu denken. Kinesiologie für Kinder basiert auf den Grundlagen der Pädagogischen Kinesiologie, einem Zweig der Angewandten Kinesiologie, und zeigt Lernen aus einer neuen Perspektive, die Körper und Geist als Einheit erfasst. Ihr Hauptanliegen ist, die Kommunikation zwischen Körper und Gehirn und dessen Arbeitsweise zu erforschen.

Negative äußere Einflüsse können dazu beitragen, dass Kinder das Lernen verlernen. Die Kinesiologie für Kinder kann vorhandene Lebensbedingungen nicht ändern, den Kindern aber helfen, besser damit fertig zu werden. Sie liefert ausgewählte Übungen, mit denen Eltern ihre Kinder beim Lernen unterstützen können. Die Kinder lernen dabei spielerisch, Stress abzubauen, um so auch den Anforderungen in der Schule besser gewachsen zu sein.

Angewandte Kinesiologie als Basis

Die Angewandte Kinesiologie wurde Anfang der 60er Jahre als ganzheitliche Heilmethode für Körper, Geist und Seele von dem amerikanischen Chiropraktiker Dr. George Goodheart entwickelt. Heute verbindet sie neueste wissenschaftliche Erkenntnisse, etwa aus der Gehirnforschung, mit Elementen der traditionellen natürlichen Heilverfahren. So wurde in der Kinesiologie die in vielen Kulturen vorhandene Sichtweise von der Ganzheitlichkeit des Menschen übernommen, in der Körper und Geist als Einheit betrachtet werden. Gesundheit ist demnach ein seelisch-körperlicher Gleichgewichtszustand. Ein weiterer grundlegender Baustein der Kinesiologie ist das uralte Wissen um die Kräfte der Lebensenergie. Sie ist der Motor, der uns am Leben erhält.

Fluss der Lebensenergie oder Energieblockade

Auf der Grundlage der chinesischen Energielehre geht man in der Kinesiologie davon aus, dass der menschliche Körper von Energieleitbahnen, den Meridianen, durchzogen wird (siehe Abbildung Seite 10). In diesen Bahnen fließt eine Leben spendende Kraft. Wenn diese Kraft ungehindert fließen kann, befindet sich der Organismus im Gleichgewicht, und das bedeutet Gesundheit, Wohlbefinden sowie körperliche und geistige Leistungsfähigkeit. Die Energie- oder Informationsbahnen sind für das Auge unsichtbar, doch mithilfe moderner technischer Verfahren, beispielsweise der elektrischen Hautwiderstandsmessung, lässt sich ihre Existenz heute nachweisen. Moderne neurologische Forschungen bestätigen darüber hinaus, dass wir uns die Lebensenergie als das freie Fließen der Informationsströme im Gehirn vorstellen können.

LOCKER LERNEN

Lernen ist natürlich. Wir brauchen nur kleine Kinder zu beobachten, wie sie neugierig die Welt um sich herum entdecken! Die Pädagogische Kinesiologie sieht dieses unbefangene Lernen im Zusammenhang mit dem ungehinderten Fließen der Lebensenergie.

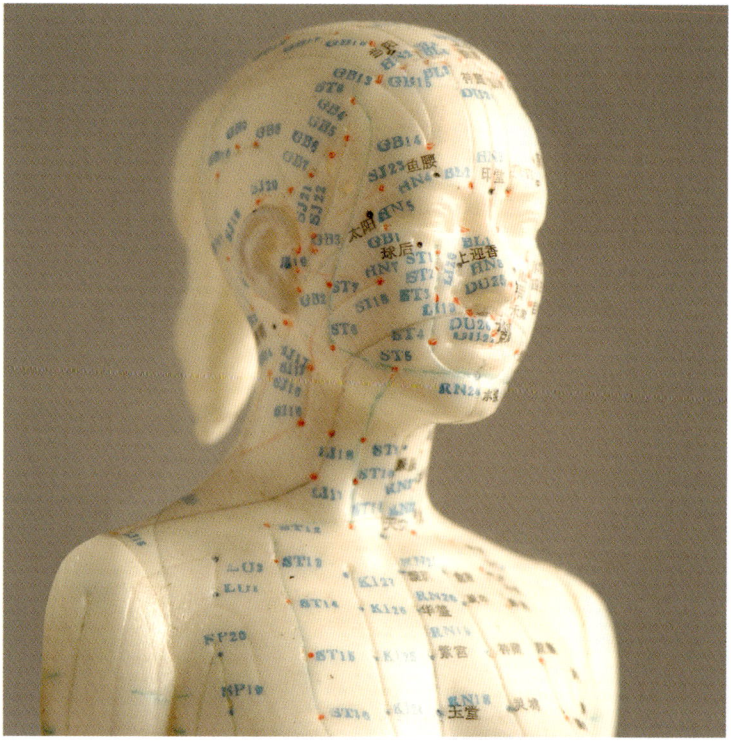

In der chinesischen Energielehre geht man davon aus, dass unsere Lebensenergie auf bestimmten Leitbahnen, den Meridianen, durch den Körper fließt. Dieses Wissen um die Kräfte der Lebensenergie ist ein Baustein der Kinesiologie.

Werden diese Informationsströme jedoch unterbrochen, spricht man von einer Energieblockade (siehe Seite 66). Solche Blockaden werden in der kinesiologischen Praxis als neurologische Verschaltungen bezeichnet. Das bedeutet, dass bei der Informationsverarbeitung in unserem Gehirn Kombinationen auftreten, die weniger geeignet sind als andere. Ein wichtiges Instrument der kinesiologischen Praxis, um Rückschlüsse auf die körperliche Verfassung zu erhalten, ist der von George Goodheart entwickelte Muskeltest (siehe Kasten rechte Seite). Goodheart entdeckte, dass die Muskeln über die Energieleitbahnen, die Meridiane, mit den Organen energetisch in Verbindung stehen. Folglich weisen bestimmte Muskelreaktionen auf Energieblockaden in den Meridianen hin. Vorhandene Unausgewogenheiten können durch Massage gewisser Akupunktur- und Reflexpunkte, die auf den Meridianen liegen, sowie durch Bewegungsübungen behoben werden.

Vom Brain-Gym zur Pädagogischen Kinesiologie

Das Konzept der Pädagogischen Kinesiologie gründet sich auf die mehr als 20-jährige Erfahrung des amerikanischen Pädagogen Dr. Paul Dennison. Bei seiner Arbeit mit verhaltensauffälligen Kindern und Erwachsenen mit Lernproblemen machte er die Erfahrung, dass Konzentrations- und Lernprobleme vor allem dann auftraten, wenn die Energiebalance im Körper gestört war. Die Ursachen der Lernblockaden waren also auf energetischer Ebene zu suchen. Er stellte außerdem fest, dass sich diese Energieblockaden durch bestimmte Bewegungsabläufe auflösen lassen. So entwickelte er unter dem Namen Brain-Gym – Gymnastik fürs Gehirn – eine Vielzahl von Übungen, die helfen, die Lernfähigkeit und damit die Lebensqualität zu verbessern. Er entdeckte, dass gerade in Stresssituationen die Denkfähigkeit teilweise blockiert ist. Derartige energetische Beeinträchtigungen des Gehirns werden als Lernblockaden bezeichnet. Der Ansatz Dennisons entwickelte sich unter dem Namen Edu-Kinestetik (vom lateinischen educare = herausholen, erziehen) laufend weiter. Die Pädagogische Kinesiologie, die auf Dennisons Grundlagen beruht, geht noch einen Schritt weiter: Sie vereint die Edu-Kinestetik mit Erkenntnissen aus Gehirnforschung und Neurolinguistischem Programmieren (siehe Seite 66) sowie mit Elementen moderner Kommunikationstheorien (etwa von Paul Watzlawick, siehe Seite 123).

GU-ERFOLGSTIPP HILFE VOM PROFI

Wenn es Ihnen schwerfällt, die Lernblockade Ihres Kindes zu erkennen, dann sollten Sie gemeinsam einen kinesiologisch ausgebildeten Lernberater aufsuchen. Er kann mithilfe des Kinesiologischen Muskeltests ganz genau feststellen, wo das Problem Ihres Kindes liegt. Die Wirkungsweise des Tests wurde jetzt übrigens durch Forschungen von Informatikern und Neurobiologen indirekt bestätigt. Sie stellten fest, dass Gedanken im Gehirn bestimmte Aktivitäts- beziehungsweise Frequenzmuster auslösen, die im Kernspintomografen auch sichtbar gemacht werden können. Diese Muster übertragen sich auf die Muskulatur und beim Muskeltest indirekt auch auf den Tester. Dieser kann die Blockade der Testperson nun genau bestimmen und die kinesiologischen Übungen daraufhin gezielt aussuchen und einsetzen.

Lernblockaden erkennen

Kinesiologisch ausgebildete Fachkräfte, etwa Lernberater, wenden die Verfahren der Pädagogischen Kinesiologie an und setzen unter anderem Bewegungsübungen zur Lösung individueller Lernprobleme ein. Die Übungen eignen sich auch sehr gut zur Selbsthilfe für zu Hause, da sie spielerisch angelegt sind. Die Pädagogische Kinesiologie ist aber nicht nur ein praktisches Anwendungsverfahren. Modellhaft erklärt sie, wie Gehirnfunktionen und Lernprozesse zusammenhängen und welche Sprache der Körper spricht. Mit diesem Wissen gelingt es Ihnen, Lernblockaden bei Ihrem Kind gezielt zu erkennen und aufzulösen. Gehen Sie deshalb nicht gleich zum Übungsteil über, sondern machen Sie sich zuerst mit den Grundlagen der Pädagogischen Kinesiologie (siehe ab Seite 18) vertraut. Zunächst wollen wir aber noch auf den »Hauptverantwortlichen« für Energieblockaden eingehen: den Stress.

Stress – ein Problem für Groß und Klein

Der Begriff Stress ist in der Alltagssprache eindeutig negativ besetzt, da er mit Überlastung gleichgesetzt wird. Doch nicht nur Erwachsene fühlen sich überfordert, auch den Kindern geht es nicht besser: Sie haben Schulstress, Lernstress, Umweltstress, Stress mit Freunden ... In der Pädagogischen Kinesiologie spielt der Begriff Stress eine zentrale Rolle, da körperlicher oder seelischer Stress als Auslöser für Energie- beziehungsweise Lernblockaden gilt.

KÖRPERLICHER STRESS

Neben dem psychischen gibt es auch körperlichen Stress, etwa durch Lärm, Gifte, zu reichliches Essen oder extreme Temperaturen bedingt.

Stress blockiert die Lebensenergie

Körperlicher Stress entsteht zum Beispiel, wenn Sie Ihren Stoffwechsel mit zu viel Essen überlastet haben. Seelischer oder emotionaler Stress können der Ärger im Büro, ein Streit in der Familie sein. Beides sind Beispiele für negativen Stress. Er steht in der Kinesiologie im Mittelpunkt des Interesses, weil er im Unterschied zum positiven Stress (etwa ein Karrieresprung) meist von unangenehmen Gefühlen wie Angst, Ärger, Neid, Eifersucht oder Niedergeschlagenheit begleitet wird. Diese negativen äußeren Stressoren schwächen die Lebensenergie. Der Organismus gerät aus dem Gleichgewicht, wird anfälliger für Krankheiten.

EINE ALARMREAKTION DES KÖRPERS

Der Stressforscher Hans Selye (1907–1982) beschrieb Stress als Alarmreaktion des Organismus auf Belastungen, die über das normale Maß hinausgehen. Diese Reaktion läuft automatisch ab. An den Stressor Hitze beispielsweise passt sich der Körper mit Schwitzen an, um sich abzukühlen. Auf den Stressor Kälte reagiert er mit Zittern, um so wieder Wärme zu erzeugen. Um also sein Gleichgewicht (in diesem Beispiel die konstante Körpertemperatur von rund 37 Grad) aufrechtzuerhalten, muss sich der Organismus immer wieder auf die veränderten Umstände einstellen. Stress ist deswegen nicht grundsätzlich etwas Schlechtes, sondern in diesem Fall sogar lebensnotwendig.

Stress führt zu falschen Reaktionen

Die Stress-Definition der Pädagogischen Kinesiologie reicht über den klassischen Stressbegriff, nach dem ein äußerer Stressor wie Lärm oder Hitze zu einer Blockade führt, hinaus. In der Kinesiologie geht man davon aus, dass jede Blockade des Informationsflusses Stress für den Organismus bedeutet, weil der Mensch dann nicht auf seine kompletten Ressourcen zurückgreifen kann. Verhaltensmuster, die aus einer Stresserfahrung entstehen, können in ähnlichen Situationen zu gleichen, diesmal aber ungeeigneten Reaktionen und Einstellungen führen. Ein Schüler soll zum Beispiel vor der Klasse ein Referat halten. Er greift unbewusst auf ein früher in einer Stressreaktion erlerntes Verhaltensmuster zurück, das ihn in seinen Möglichkeiten beeinträchtigt: Er verhaspelt sich dauernd. Seine Mitschüler hänseln ihn deswegen. Diese Erfahrung führt zu der Einstellung »Ich kann nicht vor einer Gruppe sprechen«. Er ist also, sobald er in eine Stresssituation gerät, nicht fähig, sein geistiges Potenzial auszuschöpfen, er ist blockiert.

Es ist allerdings abhängig vom jeweiligen Typ, wie sich Stress auswirkt: Er kann beflügeln oder das Denken lahmlegen. Jeder Mensch nimmt Stresssituationen anders wahr: Was den »schlechten Rechner« aus dem Konzept bringt, nämlich dass er vor der Klasse an die Tafel geholt wird, kann für einen guten Rechner der »Kick« sein, den er braucht, um eine knifflige Aufgabe zu lösen.

WICHTIG
Setzen Sie Ihr Kind beim Lernen nie unter Druck – etwa schöner zu schreiben oder schneller zu arbeiten. Sie könnten sonst genau das Gegenteil erreichen.

Stress blockiert das Denken

In der Pädagogischen Kinesiologie interessiert vor allem, welche Reaktionen negativer Stress im Gehirn auslöst. Stellen Sie sich einmal folgende Situation vor: Sie müssen vor vielen Zuhörern einen Vortrag halten und verlieren plötzlich mitten im Satz den Faden. Natürlich ist das, was Sie gerade sagen wollten, noch immer in Ihrem Kopf als Wissen gespeichert, aber Sie können es im Moment nicht abrufen – Sie sind geistig blockiert und können mit einem Mal keinen klaren Gedanken mehr fassen. Am liebsten würden Sie jetzt davonlaufen oder sich verstecken – die übliche Stressreaktion (siehe unten). Derartige Energieblockaden auf der geistigen Ebene sind jedem als sprichwörtliches »Brett vor dem Kopf« bekannt. Wie dieses Beispiel zeigt, kann Stress bestimmte geistige Fähigkeiten blockieren. Und gerade beim Lernen ist diese automatisch ablaufende Reaktion des Gehirns ein bedeutendes Hindernis. Die Pädagogische Kinesiologie spricht in diesem Fall von Lernblockaden.
Welche Vorgänge laufen bei derartigen Alarmsituationen im Gehirn ab? Unter Stress konzentriert sich die Energie im hinteren Bereich des Stammhirns, der Allgemeinen Integrations-Zone AIZ. In diesem Teil unseres Gehirns sind unter anderem die natürlichen Reflexe gespeichert. Die AIZ übernimmt im Stressfall die Regie im Gehirn, das Vorderhirn (Zone für bewusstes, assoziatives Denken) wird blockiert. Das ist der Moment, in dem Sie keinen klaren Gedanken fassen können.

Kämpfen oder fliehen?

Doch wie kommt es zu solch einem »Kurzschluss« in unserem Gehirn? In Stresssituationen laufen innerhalb kürzester Zeit körperliche und geistige Prozesse ab, auf die wir keinen Einfluss haben. Diese Verhaltensweisen sind Teil unseres genetischen Erbes: Wenn unsere Urahnen auf der Jagd einem wilden Tier gegenüberstanden, durften sie nicht lange überlegen. Sie mussten handeln – flüchten oder kämpfen –, um ihr Leben zu retten. Dabei wurden alle Kräfte in den Körperteilen mobilisiert, die zur Verteidigung oder Flucht gebraucht wurden.

Damals wie heute ist der Mensch in solchen von Stress beherrschten Situationen daher zu körperlichen Höchstleistungen fähig. Unser Gehirn bedient sich in Stresssituationen, die ihm ganz besonders bedrohlich erscheinen, automatisch dieses uralten Überlebensinstinkts. Positiver Nebeneffekt: Durch die körperliche Anstrengung wird der Stresspegel wieder abgebaut.
Davonlaufen oder Kämpfen sind allerdings in den typischen Stresssituationen unserer Zeit keine angemessenen Reaktionen mehr. Denn was nützt uns im konkreten Fall, etwa einer Auseinandersetzung in der Familie oder vor einer Prüfung, unsere körperliche Leistungsfähigkeit? Unsere geistigen Fähigkeiten wie ruhiges Nachdenken und gezieltes Handeln, die eigentlich gefragt wären, sind bei Stress offensichtlich blockiert.
Wird ein Kind ständig kritisiert, gerät es immer mehr in Stress und fühlt sich zunehmend allein mit seinen Schwierigkeiten. So verstärken die Eltern sein Problem, statt ihm zu helfen.

LERNBLOCKADEN AUFLÖSEN

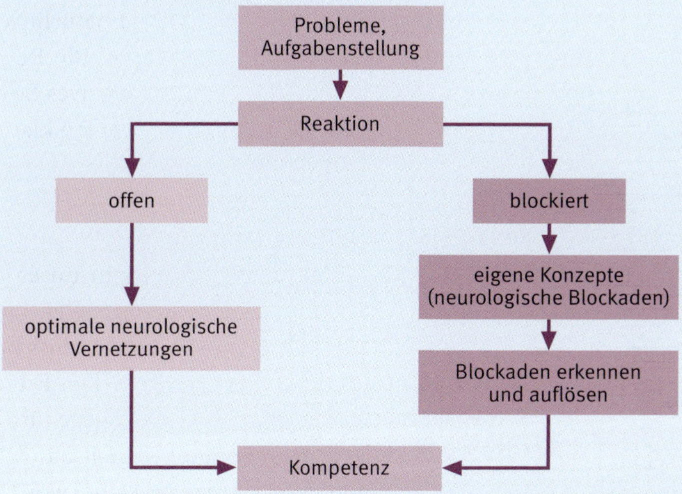

Können wir auf Anforderungen und Probleme offen, das heißt stressfrei und ohne Blockade reagieren, arbeitet unser Gehirn optimal (links).
Sind wir dagegen durch Stress und erlernte unangemessene Reaktionen blockiert, dann müssen wir diese Blockade erst erkennen und anschließend auflösen, um zu einem positiven Ergebnis zu kommen (rechts).

TIPP
In Aussicht gestellte Belohnungen für Fortschritte oder gute Noten können Lernblockaden noch verstärken: Für das Kind steht dann zu viel auf dem Spiel, um sich ungehindert aufs Lernen zu konzentrieren. Gegen eine kleine Anerkennung (ohne Ankündigung!) spricht aber nichts.

»Das Brett vor dem Kopf«

Am besten lernt es sich entspannt und mit genug Pausen. Überforderung, Stress und Erwartungsdruck dagegen behindern das Lernen. Ein kleiner Fortschritt aus eigener Motivation macht mehr Mut zum Weiterlernen als eine verzweifelte große Anstrengung.

Zu geistigen Blockaden kommt es häufig, wenn wir uns unter Druck gesetzt fühlen. Eine geistige Blockade oder Lernstörung ist also in den allermeisten Fällen kein medizinisches Problem, sondern ein energetisches. Man kann es sich modellhaft so vorstellen: Die Leitungen (Nervenbahnen) sind vorhanden, aber die Information bleibt irgendwo auf der Strecke, ist blockiert. Bei Kindern äußert sich das »Brett vor dem Kopf« häufig als Wahrnehmungsstörung: Sie verstehen zum Beispiel Anweisungen des Lehrers nicht richtig, schreiben falsch ab oder lesen etwas ganz anderes laut vor, als dasteht. Auch Verhaltensweisen, die sich in Stresssituationen festsetzen – in der Pädagogischen Kinesiologie heißen sie ungeeignete Lernstrategien –, können geistige Blockaden, sprich Lernblockaden auslösen.

Ein Beispiel: Peter hat Schwierigkeiten beim Schreiben. Er kann den Stift nicht locker halten, drückt zu fest auf und schreibt stockend. Seine Eltern fordern Peter auf, »schöner«, »deutlicher« oder »schneller« zu schreiben. Er verkrampft sich daraufhin und drückt den Stift noch fester auf die Unterlage, wodurch sich das Schriftbild natürlich weiter verschlechtert. Mit der Zeit verfestigt sich diese »blockierte« Verhaltensweise. Peters Gehirn hat gelernt, auf das »Streng dich mehr an« mit einer noch stärkeren Verkrampfung zu reagieren und diese Verkrampfung für die Lösung des Schreibproblems zu halten. Es wird also immer dieselbe ungeeignete Lernstrategie abgerufen.

Die Reaktionsweise des Gehirns auf negativen Stress zeigt sich unmittelbar in den Bewegungen und in der Körperhaltung – wir wirken ungelenk und verkrampft. Umgekehrt kann dieser Stress aber auch durch Bewegung abgebaut werden. Blockaden im Kopf lösen sich auf, und wir entspannen uns. Über Bewegung, also Arbeit mit dem eigenen Körper, kann auch der Geist, das Denk- und Lernvermögen, positiv beeinflusst werden (siehe Seite 65).

Stress abbauen – Lernblockaden lösen

Stressabbau ist das Hauptziel der Pädagogischen Kinesiologie, denn Stress beeinträchtigt unser Denken und damit die Lernfähigkeit. Er blockiert uns. Die besten Ideen oder Lösungen für Probleme kommen uns deshalb in der Regel, wenn wir locker und entspannt sind. Folglich versucht die Pädagogische Kinesiologie, diesen Zustand möglichst oft herbeizuführen. Wenn geistige Blockaden aufgelöst sind, wird Lernen möglich. Das gilt nicht nur für Kinder. Auch Erwachsene leiden unter Lernblockaden und sind oft felsenfest davon überzeugt, dies oder jenes nicht zu können. Doch negative Gedanken und Gefühle, etwa ein geringes Selbstwertgefühl, gehören zu den stärksten Stressoren. Kinesiologisch ausgebildete Fachkräfte können in solchen Fällen weiterhelfen.

Die kinesiologische Lernberatung

In der Einzelarbeit mit lernblockierten Kindern untersucht die kinesiologische Fachkraft, zum Beispiel der Lernberater, in welchem Zusammenhang eine Lernblockade steht. In Betracht kommen beispielsweise emotionale Belastungen oder ungeeignete Lernstrategien (siehe Seite 16). Mit dem Muskeltest lassen sich jene Faktoren ausfindig machen, die als Stressoren wirken. Ferner tastet sich der Lernberater durch genaue Beobachtung der Körpersprache des Kindes weiter an das eigentliche Lernproblem heran.

Die Anwendung des Kinesiologischen Muskeltests (siehe Tipp Seite 11) erfordert langjährige Praxis. Er sollte deshalb einer kinesiologisch ausgebildeten Fachkraft überlassen bleiben. Diese Lernberater haben eine spezielle pädagogische und kinesiologische Ausbildung. In eigener Praxis arbeiten sie mit Kindern, die unter einer Lernstörung leiden. Dabei geht es nicht um Nachhilfe im Sinn einer Vertiefung von Lernstoff, sondern darum, die gestörte Lernfähigkeit wiederherzustellen. Lernberater ermitteln mögliche Lernblockaden und lösen sie mithilfe von geeigneten Bewegungs- und Energieübungen auf. Um Ihrem Kind zu Hause bei seinen Lernproblemen zu helfen, machen Sie mit ihm zunächst die von uns vorgestellten Übungen. Falls Sie damit keinen Erfolg haben, suchen Sie sich bitte fachliche Hilfe.

LERNBERATER FINDEN

Beim Institut für Praktische Pädagogik (Adresse siehe Seite 123) erhalten Sie Adressen von kinesiologischen Lernberatern in Ihrer Nähe.

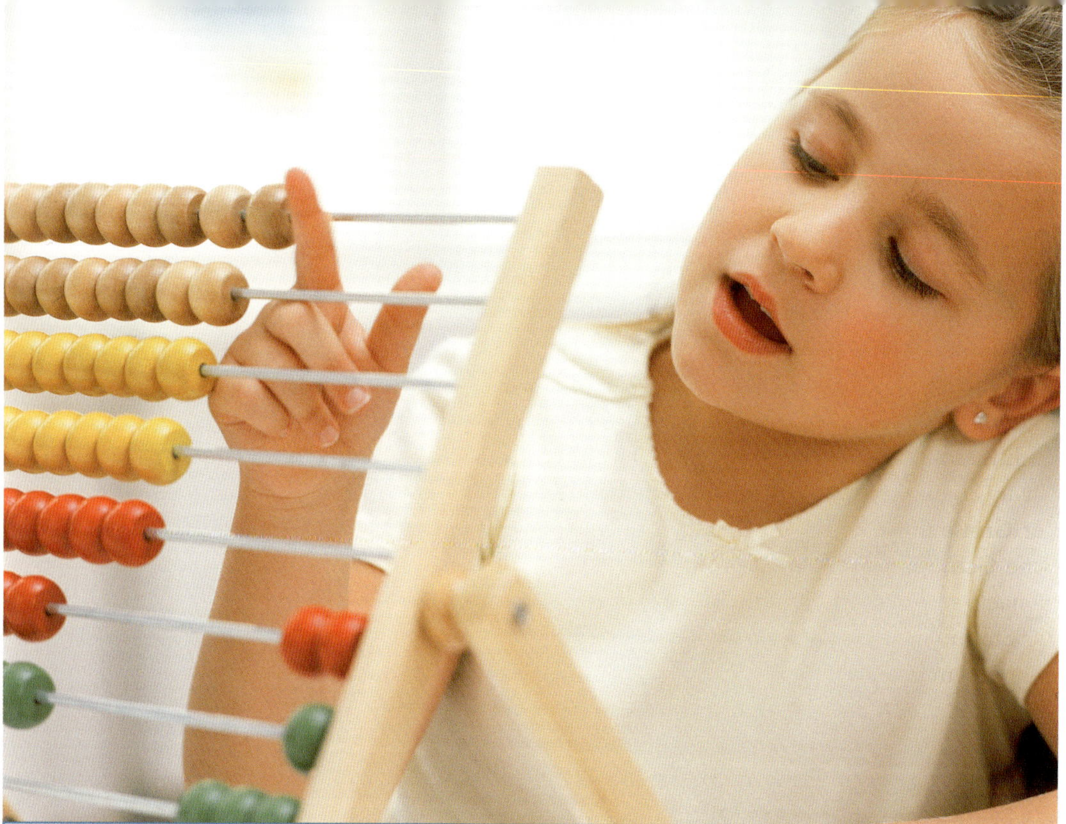

Grundlagen der Pädagogischen Kinesiologie

Lernen geschieht im Gehirn. Unsere Fähigkeit, zu lernen, wird maßgeblich von zwei Faktoren beeinflusst. Einen haben wir bereits kennengelernt: die Belastung durch negativen Stress, der das Denken blockiert und verhindert, dass wir uns auf neue Erfahrungen einlassen. Der zweite Faktor heißt Bewegung: Sie baut Stress ab und wirkt auf das Gehirn, denn von da aus wird sie gesteuert. Sich bewegen heißt, im Gehirn Wege zum Denken zu bahnen. Körperliche Bewegung fördert also die geistige Beweglichkeit.

Das menschliche Gehirn

Wie arbeitet das Gehirn? Die Pädagogische Kinesiologie beobachtet vor allem, welche Vorgänge beim Denken, also bei der Verarbeitung von Informationen, ablaufen. Betrachten wir unser Gehirn deshalb etwas genauer.

Im Gehirn befinden sich die wichtigsten Schalt- und Steuerungszentren unseres Körpers, es ist Sitz des Bewusstseins und des Gedächtnisses. Das Gehirn dirigiert den Körper, es bestimmt, wie wir uns bewegen, was wir denken oder fühlen – wer wir sind. In der Größe mit einer Pampelmuse vergleichbar, hat das menschliche Gehirn ein Gewicht von etwa 1300 Gramm. Gliedert man es nach seinen Funktionen, sieht man drei eigenständige Teile: das Stammhirn, das Kleinhirn und das Großhirn. Dieser Aufbau folgt einem evolutionsgeschichtlich bestimmten Muster. Das Gehirn hat sich im Laufe der Menschheitsentwicklung stark spezialisiert. Neue Anforderungen ließen weitere Gehirnareale entstehen. Unser Denkapparat besteht, stark vereinfacht, im Wesentlichen aus den folgenden Teilen: dem Hirnstamm, dem Kleinhirn, dem limbischen System mit Hypothalamus und Hypophyse und dem Großhirn mit der Großhirnrinde (Cortex cerebri).

Die Entwicklung des menschlichen Gehirns

Das menschliche Gehirn besteht, funktional gesehen, aus drei eigenständigen Gehirnen, die entwicklungsgeschichtlich aufeinander folgen. Die jüngeren Partien haben jeweils die frühere Struktur überlagert. Reptilien etwa, die zu den entwicklungsgeschichtlich ältesten Tierarten zählen, besitzen nur ein Stammhirn. Säugetiere dagegen haben bereits Stamm- und Kleinhirn ausgebildet. Der größte Schritt in der Entwicklung war die Herausbildung des Großhirns beim Neandertaler. Der vordere Teil des Großhirns hat sich beim Menschen am spätesten und langsamsten entwickelt. Diese Region ist selbst bei unseren nächsten tierischen Verwandten deutlich weniger ausgebildet. Erst durch diese Hirnregion sind wir fähig, zu planen, die Folgen unserer Handlungen abzuschätzen sowie Gefühle anderer Menschen zu teilen und Verantwortungsgefühl zu entwickeln.

TYPISCH MENSCHLICH

Das Großhirn ist der am weitesten ausdifferenzierte Teil unseres Zentralnervensystems. Es macht viele Denk- und Handlungsprozesse möglich, die uns Menschen von allen anderen Lebewesen unterscheiden.

Gehirnareale und ihre Funktionen

Vom Hirnstamm (Stammhirn) aus, dem ältesten Teil des Gehirns, werden lebenswichtige vegetative Funktionen wie Atmung und Pulsfrequenz gesteuert. Das Kleinhirn an der Rückseite des Hirnstamms ist unter anderem zuständig für die Koordination der Muskelbewegungen und für die Körperhaltung. Man vermutet auch, dass hier die Erinnerung an einfache erlernte Reaktionen gespeichert wird. Das limbische System, eine Gruppe von Zellstrukturen zwischen Hirnstamm und Hirnrinde, ist ein weiteres Steuerungsorgan. Es lenkt lebenswichtige Körperfunktionen und Gefühlsreaktionen wie Essen, Schlafen und Sexualverhalten. Zum limbischen System gehören der Hypothalamus, das wichtigste Steuerzentrum des vegetativen Nervensystems, die Amygdala (»Mandelkern«, ist wichtig für die emotionale Bewertung und Wiedererkennung von Situationen und die Analyse von Gefahren) sowie der Hippokampus, der für die Bildung und Speicherung von Erinnerungen zuständig ist. Der Thalamus »filtert« Informationen und entscheidet, welche an das Großhirn weitergeleitet werden.

Der ältere, hintere Teil des Gehirns, also Hirnstamm und Kleinhirn, erfüllt vor allem die grundlegenden Lebensfunktionen. Von dort aus werden wir auch »regiert«, wenn eine Stresssituation uns scheinbar zur Flucht- oder Kampfreaktion zwingt (siehe Seite 14). Im vorderen Gehirnbereich hingegen sitzen jüngere geistige Errungenschaften des Menschen: Hier wird vernunftgesteuertes, überlegtes und auf ein Ziel gerichtetes Handeln möglich gemacht.

Zwei Hälften: das Großhirn

Der größte Teil des menschlichen Gehirns ist das Großhirn. Es besteht aus zwei Hälften (Hemisphären). Die linke Gehirnhälfte steuert die Funktionen der rechten Körperseite, die rechte Gehirnhälfte die der linken. Die Großhirnhemisphären sind durch Assoziationsbahnen, einen Strang aus rund 300 Millionen Nervenfasern, den Balken (Corpus callosum), verbunden. Jede Gehirnhälfte umgibt eine etwa drei Millimeter dicke Schicht aus Nervenzellen, insgesamt rund 100 Milliarden. Die Großhirnrinde jeder Gehirnhälfte ist in vier Abschnitte (Lappen) unterteilt.

GROSSHIRNRINDE

Die Großhirnrinde ist das höchste Integrationsorgan des Zentralnervensystems. Mit ihrer Hilfe können wir organisieren, erinnern, verstehen, kommunizieren und kreativ sein.

Der Stirnlappen ermöglicht uns zielgerichtetes Verhalten, Planen und Entscheiden. Der Scheitellappen repräsentiert den Körper im Gehirn, denn dort enden Sinnesempfindungen aus dem Körper (Tast-, Raum-, Geschmackssinn). Der Hinterhauptslappen ist Sitz des Sehsinns. Im Schläfenlappen sind wichtige Funktionen vereint wie Hören, Bewusstwerden von Empfindungen und Gedächtnis.
Die linke und rechte Gehirnhälfte unseres Großhirns steuern die jeweils gegenüberliegende Körperhälfte. Darüber hinaus nehmen wir dort Eindrücke aus unserer Umwelt wahr und setzen sie zu einem Ganzen zusammen. Die Gehirnhälften verarbeiten Informationen unterschiedlich: Die linke Hemisphäre ist, vereinfacht dargestellt, bei etwa 90 Prozent der Menschen verantwortlich für analytisches Denken, besonders für Sprache und Logik, sie ordnet und sammelt Details, mit ihrer Hilfe verarbeiten wir strukturierte Informationen. Sie wird daher auch analytische Gehirnhälfte genannt. Die rechte Gehirnhälfte oder Gestalthirnhemisphäre wird dagegen benutzt, um Informationen als Ganzes und gleichzeitig zu verarbeiten und einen Gesamteindruck zu erhalten. Rechts befinden sich auch das visuelle Gedächtnis, die Fähigkeit zur Orientierung im Raum, Kreativität, Gefühle und Körperbewusstsein.

AUFBAU DES GEHIRNS

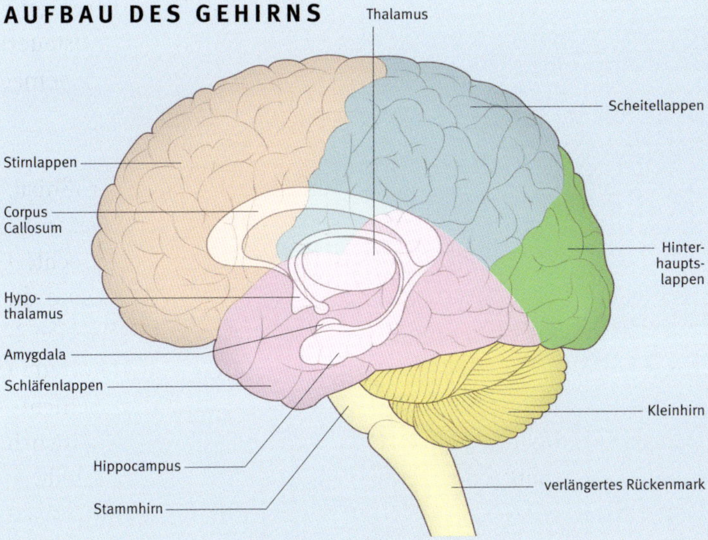

Gliedert man das menschliche Gehirn nach seinen Funktionen, sieht man drei eigenständige Teile: Stammhirn, Kleinhirn und Großhirn, welches in jeder Hälfte in vier Abschnitte (Lappen) unterteilt ist. Die Großhirnhälften verbindet das Corpus callosum. Das limbische System mit Hypothalamus, Hippokampus und Amygdala ist ein wichtiges Steuerungsorgan, ebenso der Thalamus.

»BRETT VORM KOPF«
Denken Sie einmal an Ihre eigene Schulzeit zurück – sicher fallen Ihnen Situationen ein, in denen Ihr Kopf plötzlich wie leer gefegt war!

Wenn der Informationsfluss im Gehirn stockt

Über das Corpus callosum, den Balken, arbeiten die Gehirnhälften bei der Wahrnehmung der Welt zusammen. Unter Stress klappt diese Zusammenarbeit nicht immer. Die Folge sind Wahrnehmungsstörungen; Informationen können nur noch unzureichend verarbeitet werden. Ein Beispiel: Der Lehrer fordert einen Schüler auf, einen Text laut vorzulesen. Auf die anschließende Frage, was der Sinn des eben Gelesenen sei, weiß der Vorleser keine Antwort. In der Stresssituation (lautes Lesen vor der Klasse) war er nicht in der Lage, den Text zu verstehen, für ihn bestand er nur aus einzelnen Wörtern ohne Zusammenhang und Bedeutung. Die Verbindung der Gehirnhälften war während des Lesens blockiert – der Schüler hat den Text vor allem mit der rechten Gehirnhälfte »gelesen« und sein geistiges Potenzial nicht voll ausgeschöpft.
Die Art der Wahrnehmung – analytisch oder ganzheitlich – spielt in der Schule eine wichtige Rolle. Hier werden vor allem die Fähigkeiten der linken Gehirnhälfte in Anspruch genommen, denn Schulbücher, Unterrichtsaufbau und Lehrmethoden orientieren sich stark an der analytischen Denkstruktur. Dadurch sind Kinder benachteiligt, bei denen die rechte Gehirnhälfte, die Gestalthirnhemisphäre, in der Wahrnehmung dominiert.

DIE AUFGABEN DER GEHIRNHÄLFTEN

linke Hemisphäre	**rechte Hemisphäre**
› logisch	› gefühlsmäßig
› abstrakt	› konkret
› rational	› intuitiv
› zeitlich	› räumlich
› objektiv	› subjektiv
› wissenschaftlich	› künstlerisch
› der Reihe nach – linear	› bildhaft und gleichzeitig
› verbal	› visuell-räumlich
› analysierend	› Zusammenhänge herstellend

Vorteil für Mädchen ...

In der Grundschule schneiden Mädchen bei linkshemisphärischen Aufgaben wie Lesen, Schreiben oder Rechnen im Durchschnitt besser ab als ihre männlichen Altersgenossen. Dieses Ergebnis ist dadurch zu erklären, dass bei den Mädchen die Entwicklung der linken Gehirnhemisphäre schon früher einsetzt als bei den Jungen. Deshalb ist auch ihre Feinmotorik bereits besser ausgebildet, was den Mädchen zum Beispiel das Schreibenlernen erleichtert. Außerdem sind sie sprachlich gewandter, und sie reagieren mit ihrem Verhalten zielgerichteter auf die momentanen Anforderungen ihrer Umgebung. Mädchen haben es in den ersten Schuljahren also in der Regel etwas leichter.

... Nachteil für Jungen

Bei Jungen setzt die Entwicklung der analytischen Fähigkeiten, welche der linken Gehirnhälfte zugeordnet sind, später ein als bei Mädchen. In den ersten Schuljahren dominiert bei ihnen also die rechte Gehirnhälfte. Jungen bilden daher die Grobmotorik früher aus und wirken deshalb häufig ungelenk und oftmals tollpatschig. Der amerikanische Pädagoge Paul Dennison (siehe Seite 11) geht noch einen Schritt weiter, wenn er meint, dass Jungen sogar später als Mädchen schulreif seien, da sie zuerst den Rückstand gegenüber den Mädchen in der Entwicklung ihrer analytischen Gehirnhälfte aufholen müssten.

Jungen koordinieren stattdessen aber die großen Muskeln besser und sprechen deshalb stärker auf Bewegung an – wodurch ihnen langes Stillsitzen wiederum besonders schwerfällt. In der Schule müssen sie diesen Bewegungsdrang stundenlang unterdrücken. Die Folge ist dann oftmals ein aggressives Verhalten, mit dem sie ihre Emotionen nach dem Unterricht ausleben. Das heißt, dass bei ihnen die Affekte, also die Errungenschaften des Hirnstamms und des Kleinhirns, überwiegen, was in ganz extremen Fällen sogar zu allergischen Reaktionen oder zu heftigen Gefühlsausbrüchen führen kann. Dieser geschlechtsspezifische Unterschied wird durch die Lernberatungspraxis bestätigt: 70 bis 80 Prozent der Kinder, die dort betreut werden, sind Jungen.

WICHTIG

Vor allem Jungen sollten nach der Schule viel Gelegenheit haben, sich zu bewegen und auszutoben, damit ihr Bewegungsdrang nicht in Aggressionen umschlägt.

Denken – mit links oder mit rechts?

Jeder Mensch hat individuelle Erbanlagen und Erfahrungen und damit auch eine ganz bestimmte Art und Weise, zu denken und Aufgaben oder Probleme zu lösen. Analytisch geprägte Menschen denken vorwiegend mit der linken Gehirnhälfte. Sie neigen dazu, alles zu planen und dabei jedes Detail zu berücksichtigen. Das hat natürlich seine Vorteile, birgt aber auch die Gefahr, dass der Blick fürs Ganze verloren geht. Diese Menschen gehen bei der Lösung von Aufgaben ähnlich wie ein Computer vor. Sie halten unbedingt an den Vorgaben fest und behindern oft ihr eigenes Vorhaben, indem sie sich auf Detaillosungen konzentrieren. Sie sind eher unflexibel und können sich nicht auf Überraschungen einstellen. Wer dagegen bevorzugt mit »rechts« denkt, lässt seine Umwelt lieber als Ganzes auf sich wirken. Er handelt dann spontan nach seinem überlieferten Gesamteindruck und versucht erst gar nicht, das Problem logisch zu durchdenken. Bei einer komplexeren Aufgabe versinkt er daher leicht im Chaos.

Ideal: ein Gleichgewicht herstellen

Beide Extreme sind selten. Doch wenn wir uns selbst und unsere Mitmenschen beobachten, werden wir feststellen, dass bei fast jedem von uns eine der beiden Gehirnhälften dominiert. Wir alle sind in gewisser Weise in unserer Erkenntnisfähigkeit eingeschränkt, weil wir durch die Dominanz einer Gehirnhälfte spezielle Denkstrategien bevorzugen.

Ideal wäre es aber, wir könnten jederzeit auf die Fähigkeiten beider Gehirnhälften zurückgreifen. Dadurch wären wir in der Lage, über unser gesamtes geistiges Potenzial zu verfügen. Doch gerade in Stresssituationen verfallen wir in das eine oder andere Extrem. Überwiegt die linke Hemisphäre, verarbeiten wir Informationen linear, also strukturiert. Dabei geht uns leicht der Überblick verloren. Beherrscht uns andererseits die rechte Gehirnhälfte, sehen wir zwar ein Ganzes, sind aber mit Einzelheiten überfordert. Ein Ziel der Pädagogischen Kinesiologie ist es daher, das Gleichgewicht zwischen linker und rechter Seite im Denken wiederherzustellen und auch in Stresssituationen zu ermöglichen.

WERTMASSSTÄBE HINTERFRAGEN

Sicher werden Sie die ganz individuellen Stärken Ihres Kindes erkennen und wertschätzen – auch ohne ein gesellschaftliches »Prädikat wertvoll«. Zu lernen, das Kind mit seinen Fähigkeiten anzunehmen, ist Anliegen der Pädagogischen Kinesiologie und eine wichtige Voraussetzung, damit sich die Lernfähigkeit des Kindes gut entwickeln und verbessern kann.

Bewegung – Tor zum Lernen

Bewegung und Lernen gehören zusammen – so könnte man eine von Paul Dennisons Hauptthesen (siehe Seite 11) zusammenfassen. Schon im Babyalter werden die Weichen für die Gehirnentwicklung und damit die spätere Lernfähigkeit gestellt. Über Bewegung lernen Babys die Welt um sich herum kennen. So dient zum Beispiel das Mobile über dem Kinderbett nicht nur der Unterhaltung: Wenn das Baby den Bewegungen mit den Augen folgt, wird gleichzeitig die neurologische Entwicklung seines Gehirns angeregt. Bis zur Geburt sind alle Nervenzellen im Gehirn ausgebildet, es kommen also keine neuen mehr hinzu. Was sich aber weiterentwickelt und auch positiv beeinflusst werden kann, sind die Verbindungsstellen zwischen den einzelnen Nervenbahnen, die Synapsen. Wenn das Kind also nach seinem Kuscheltier greift, im Zimmer umherkrabbelt oder Laute imitiert, lernt es. Denn durch diese Tätigkeiten entstehen die für das Denken notwendigen Nervenverbindungen, ohne die Informationen nicht verarbeitet und bei Bedarf abgerufen werden können.

GEHIRNTRAINING

Das Gehirn ist in gewisser Hinsicht mit einem Muskel zu vergleichen: Sein Potenzial ist riesig, kann sich aber nur entfalten, wenn es trainiert wird. Hierbei spielt Bewegung eine Schlüsselrolle.

Die ersten Jahre sind entscheidend

Die Wege zum Denken, also die Entwicklung der Nervenverbindungen, der Synapsen, werden vor allem innerhalb der ersten drei Lebensjahre durch Bewegung gebahnt. Betrachtet man die Entwicklung in einem Querschnitt durch die Großhirnrinde (siehe Seite 26), ist erkennbar, dass bereits in den ersten drei Monaten der Großteil der Verbindungen entsteht, die bis zum dritten Lebensjahr noch weiter ausgebaut werden. Kinder, die sich viel bewegen, betreiben eine natürliche Vorbeugung gegen Lernstörungen. Krabbeln, balancieren, auf einem Bein hüpfen sind Fertigkeiten, die sich die Kleinen im Vorschulalter normalerweise selbst aneignen. Sie kommen an keinem Mäuerchen oder Baumstamm vorbei, ohne hinaufzuklettern und zu balancieren. Jedoch sind viele Kinder heute in ihrem Bewegungsdrang eingeschränkt, sei es durch den Mangel an geeigneten Spiel- und Bewegungsräumen, die Verlockungen von Computer und Fernsehen, volle Terminkalender, Ängstlichkeit der Eltern oder fehlende Spielkameraden.

DIE ENTWICKLUNG DER NERVENVERBINDUNGEN

Der Schnitt durch eine Partie der Großhirnrinde (nach Correl) zeigt, wie sich die Vernetzung der Nervenbahnen entwickelt: Neue Erfahrungen lassen neue Nervenverbindungen entstehen, sodass ein immer dichteres Netz an über Kontakstellen (Synapsen) vebundenen Nervenfortsätzen (Axonen) entsteht. Was nicht benützt wird, baut sich aber später wieder ab.

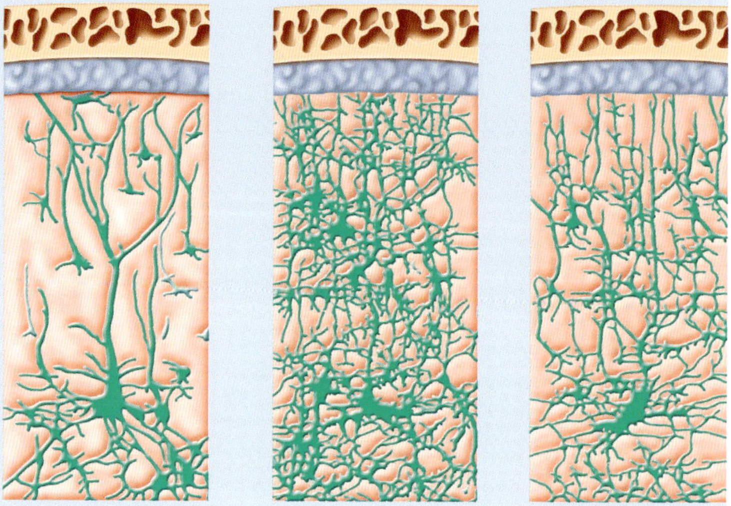

Wenn ein Kleinkind sich zu wenig bewegt, kann das später zu Lernproblemen führen. Übt es gewisse Bewegungsabläufe nicht ausreichend ein, besteht die Gefahr, dass sich die Nervenbahnen in seinem Gehirn nur mangelhaft vernetzen. Dadurch kann es zu wiederkehrenden, sich ähnelnden Problemen kommen.

Ein Beispiel: Ein Kleinkind hatte wegen einer längeren Krankheit nicht genug Zeit zum Krabbeln. Dadurch konnten seine Körper- und Augenbewegungen nicht in idealer Weise aufeinander abgestimmt werden. In seiner weiteren Entwicklung kommt das Kind nun immer wieder in einen grundlegenden Konflikt, wenn es rechts und links unterscheiden soll. Darüber hinaus hat das Kind Probleme bei Bewegungen, die dem Überkreuzbewegungsmuster des Krabbelns ähneln, wie zum Beispiel dem Schwimmen. Unterstützen Sie deshalb den natürlichen Bewegungsdrang Ihres Kindes, wo Sie nur können. Denn Sie fördern damit auch eine gesunde neurologische Entwicklung seines Gehirns. Außerdem wird durch viel Bewegung das Gehirn besser mit Nährstoffen und Sauerstoff versorgt, was ebenfalls die Gehirnfunktion unterstützt.

Das Gehirn lernt nie aus

Das Gehirn entwickelt sich das gesamte Leben hindurch weiter. Dabei entstehen immer wieder neue Vernetzungen und Schaltkreise zwischen den Nervenbahnen. Es ist erwiesen, dass Erfahrungen – und bei Kindern sind diese sehr häufig mit Bewegung verbunden – neue Synapsen entstehen lassen.

Der US-amerikanische Gehirnforscher Robert Ornstein drückt es so aus: »Das Gehirn ist mit einem Muskel zu vergleichen: Es wächst als Reaktion auf bestimmte Erfahrungen – die Neuronen (Nervenzellen) selbst werden größer.« Auf dieser Erkenntnis beruht die »Gehirngymnastik« in der Pädagogischen Kinesiologie. Die Übungen finden Sie ab Seite 68.

So unterstützen Sie Ihr Kind

Lassen Sie Ihrem Kind im Laufe seiner Entwicklung immer genügend Zeit, um einzelne Bewegungen und Bewegungsabläufe einzuüben. Führen Sie es also zum Beispiel nicht frühzeitig an beiden Händen herum, wenn es eigentlich noch krabbeln möchte. Benützen Sie aus demselben Grund bitte auch keine sogenannten Lauflerngeräte. Lassen Sie sich von Freunden oder Verwandten nicht unter Druck setzen: Wenn Gleichaltrige bereits laufen, muss Ihr Kind das nicht ebenfalls tun. Jedes Kind hat sein ganz eigenes, individuelles Entwicklungstempo, und vielleicht ist für Ihr Kind einfach noch eine Zeit lang das selbstständige Hochziehen wichtig.

Geben Sie Ihrem Kind so oft wie möglich Gelegenheit zum Spielen und Herumtoben, am besten im Freien: Balancieren, Hüpfen, Schaukeln, Wippen, Rennen, Drehen, Rollen ... sind wichtig. Kinder machen dabei automatisch genau die Bewegungen, die sie zur »Reifung« ihres Gehirns unbedingt brauchen.

VON UNTEN AUFBAUEN

Körperliches und emotionales Gleichgewicht baut man am besten von unten her auf. Daher ist es wichtig, dass Sie sich bei den Übungen ab Seite 68 an die Reihenfolge halten. Je besser die ersten Übungen klappen, desto leichter fällt es Ihrem Kind, sich Dreidimensionalität in Bewegung, Denken und Handeln anzueignen. Daraus kann sich die Virtuosität entwickeln, verschiedene Aufgaben gleichzeitig zu lösen, zum Beispiel einen Text nicht nur zu lesen, sondern ihn auch zu verstehen. In der Schulpädagogik wird das Gleichgewicht eher von oben her trainiert, etwa mit Denksportaufgaben. Das frustriert gerade Kinder mit Lern- und Verhaltensproblemen, weil sie hier erneut kapitulieren müssen. Diese Erkenntnisse werden in der Lernberater-Ausbildung am Institut für Praktische Pädagogik (siehe Seite 123) erfolgreich umgesetzt.

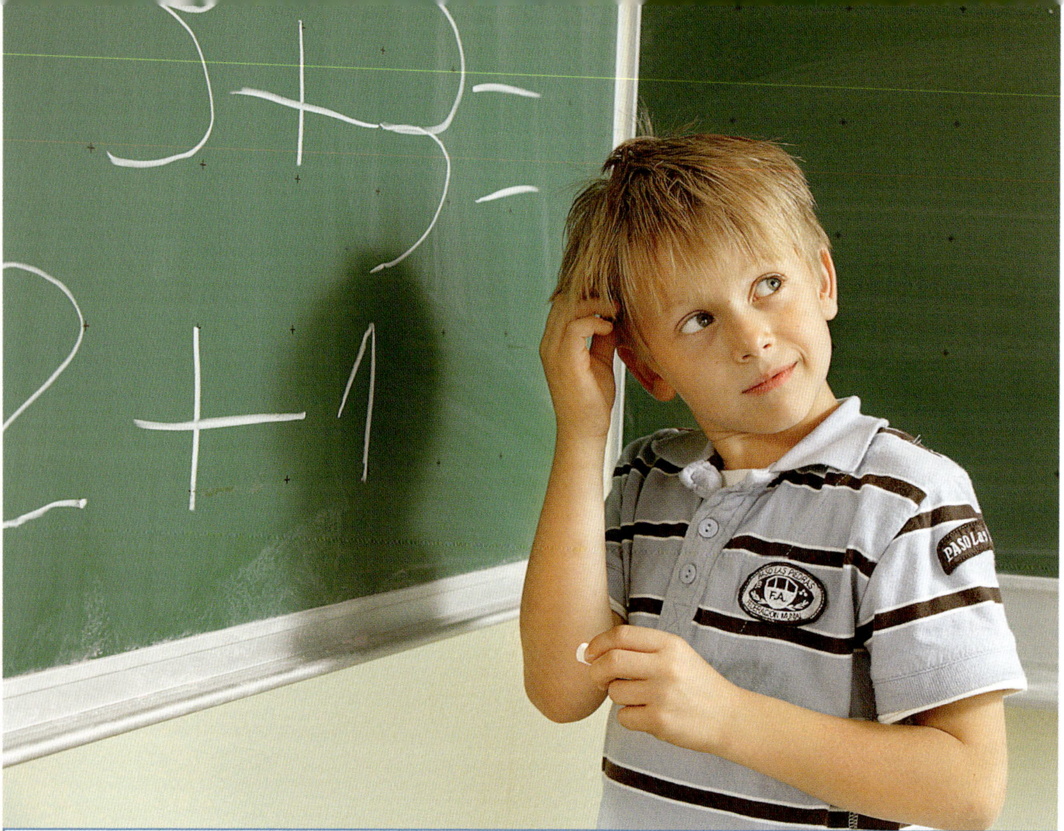

Stress im Kinderalltag

Stress gehört zum Leben. Sogar freudige Ereignisse bedeuten Stress, der eine Anpassung an die neue Situation verlangt. Negative Stressoren nehmen auch für Kinder stetig zu: Medienvielfalt, hohe Mobilität und Straßenverkehr überschütten sie mit Eindrücken. Die Anforderungen in der Schule, die verplante Freizeit rauben wertvolle Spielzeit. Auch zu viele Spielsachen überfordern Kinder und schränken sie in ihrer Fantasie ein. Schaffen Sie deshalb Auszeiten, in denen sich Ihr Kind in Ruhe beschäftigen kann.

Jeder reagiert in Stresssituationen und somit auf Anforderungen, welche der Alltag an ihn stellt, anders. Unsere Erfahrungen in der Lernberatungspraxis haben aber gezeigt, dass sich die Ursachen für Blockaden häufig ähneln. Wir bezeichnen diese Stressoren als lernhemmende Faktoren: Bedingungen, unter denen in der Schule gelernt wird, Verhaltensweisen der Eltern, Bewegungsmangel und so fort. Vielen Kindern wird es zu viel: Sie schalten ab.

Stresseinflüsse, die das Lernen hemmen

Die folgende Zusammenstellung möglicher lernhemmender Faktoren zeigt, welchen Belastungen Kinder ausgesetzt sind. Es ist kaum möglich, diese Stressoren alle zu vermeiden, ein solcher Versuch würde für Sie und Ihr Kind nur noch mehr Stress bedeuten. Das Ziel der Pädagogischen Kinesiologie ist vielmehr, den Kindern zu helfen, die Stresseinflüsse in ihrem Leben besser verkraften zu können. Auch Ihre persönliche Verfassung beeinflusst den Lernerfolg Ihres Kindes. Wenn es Ihnen gelingt, beim gemeinsamen Lernen entspannt und stressfrei zu sein, unterstützen Sie auch Ihr Kind. Wie das geht, erfahren Sie ab Seite 109.

Schwierige Schulbedingungen

Der Lehrstoff an unseren Schulen fordert hauptsächlich analytisches Denken. Vor allem Kinder, die verstärkt die Fähigkeiten der linken Gehirnhälfte einsetzen, sind hier im Vorteil und werden mit guten Noten belohnt. Bei Kindern, die ihre Umwelt als Ganzes erfassen und lieber mit »rechts« denken, kann dies zu massiven Schulproblemen führen. Leider werden auch die äußeren Bedingungen in der Schule den Bedürfnissen der Kinder nicht gerecht:

NIX WIE RAUS!
Kein Wunder, dass Kinder zu toben und zu schreien beginnen, sobald der Unterricht beendet ist: Erst dann können sie ihre durch den Stress entstandenen Aggressionen ausleben.

Bewegungsmangel

Langes Sitzen, wie es üblicherweise im Unterricht verlangt wird, beeinträchtigt das natürliche Zusammenspiel von Rücken- und Beinmuskulatur. Die Muskeln verspannen sich, und der Informationsfluss zwischen Rückenmark und Gehirn wird im wahrsten Sinne des Wortes abgeknickt. Die Folge ist Stress für den Bewegungsapparat und dadurch für den gesamten Organismus.

TIPP
Das Projekt »Trinken im Unterricht« bietet Infos und Materialien für Eltern, Schüler und Lehrer sowie Lehrerfortbildungen zum Thema. Im Serviceteil auf Seite 123 finden Sie die Internetadresse.

Zu wenig Flüssigkeit

In der Regel dürfen Kinder während des Unterrichts nichts trinken. Dabei wäre manchem Schüler mit einem Glas Wasser viel geholfen: Wasser ist nämlich ein hervorragender Leiter für elektrische Energie. Es ist Mittler für chemische und physikalische Prozesse im Körper, mithilfe von Wasser findet der Stoffaustausch zwischen den Zellen statt. Sind wir also ausreichend mit Wasser versorgt, funktioniert die Kommunikation zwischen Gehirn und Körper besser. Der menschliche Körper besteht zu etwa 70 Prozent aus Wasser, das immer wieder nachgefüllt werden muss. Darüber hinaus verbrauchen wir in Stresssituationen mehr Wasser als im entspannten Zustand. Denn auf Stress reagiert der Körper durch eine strikte Rationierung seiner Wasserreserven. Um diesen Alarmzustand im Körper zu beenden, müssen zuerst wieder alle Organe ausreichend mit Wasser und den darin gelösten Wirkstoffen versorgt sein (siehe auch Seite 103).

Orientierungsprobleme

In vielen Klassen tauschen die Schüler in regelmäßigen Abständen ihre Plätze. Das wirkt sich einerseits positiv auf die sozialen Kontakte der Schüler untereinander aus. Andererseits kann ein neuer Sitzplatz für lernblockierte Kinder verhängnisvoll sein, weil sie gezwungen sind, sich neu im Raum zu orientieren. So verändert sich zum Beispiel die Blickrichtung zur Tafel. Für ein Kind, bei dem die rechte Gehirnhälfte dominiert, kann daraus Stress entstehen. Es braucht beim Lernen Sicherheit und Vertrautheit und hat Schwierigkeiten, sich auf eine neue Situation einzustellen.

Überforderte Lehrer

Unter dem Druck des Lehrplans kann manchem Lehrer die Sensibilität für die momentane Aufnahmefähigkeit der Schüler verloren gehen. Alle didaktischen Modelle fruchten wenig, wenn die Kinder unter Stress stehen und deswegen »abgeschaltet« haben. Die Signale, die der Lehrer sendet, können Kinder im blockierten Zustand nicht empfangen. Nicht weil sie nicht hören, sondern weil sie im Moment nicht in der Lage sind, das Gehörte zu verarbeiten.

Die Rolle der Eltern

Alle Eltern möchten das Beste für ihr Kind. In dem Bestreben, ihre Kinder so gut wie möglich zu fördern, orientieren sie sich aber oftmals nur an Werten, die von der Gesellschaft vorgegeben sind, ohne dabei die individuellen Fähigkeiten und Bedürfnisse ihres Kindes ausreichend zu berücksichtigen. Aus dem Fördern wird ein Überfordern. Ein wichtiger Gradmesser dafür, welchen Platz ihre Kinder auf der gesellschaftlichen Erfolgsmesslatte einnehmen, sind für Eltern die Schulzensuren. Leider wird dabei manchmal übersehen, dass Kinder, die bei analytischen Aufgaben nicht so schnell sind wie ihre Altersgenossen, dafür andere Begabungen haben, beispielsweise handwerkliche oder musische. Nur können sie diese in der Schule kaum entfalten (siehe Seite 22).

Kinder als Individuen sehen

Zeigen Sie Ihrem Kind stets, dass Sie es um seiner selbst willen lieben – auch wenn es schlechte Noten nach Hause bringt. Sonst besteht die Gefahr, dass es sich nicht nur als schlechter Schüler, sondern auch als unwerter Mensch fühlt – und negative Gefühle gehören bekanntlich zu den stärksten Stressoren. Manchmal erscheint es Ihnen vielleicht notwendig, mehr Leistung von Ihrem Kind zu verlangen. Beachten Sie aber bitte dabei immer Folgendes: Verbessern sich die schulischen Leistungen Ihres Kindes durch verstärktes Üben nicht, liegt wahrscheinlich eine Lernblockade vor. Dann führt die Paukmethode nicht zum Erfolg. Im Gegenteil: Mehr Druck bedeutet für das Kind mehr Stress, sein Problem wird dadurch eher größer. Bei Lernschwierigkeiten beobachten Sie Ihr Kind – wie es sich bewegt, wie es zum Beispiel liest oder schreibt (siehe ab Seite 38). Sie lernen es dabei aus einem weiteren Blickwinkel kennen, über die schulischen Bewertungen hinaus. Was Sie und Ihr Kind bei Lernproblemen tun können, erfahren Sie in den nächsten Kapiteln.

GU-ERFOLGSTIPP

MUT MACHEN

Hat Ihr Kind in der Schule eine schlechte Zensur bekommen, braucht es Ihre emotionale Unterstützung. Die können Sie ihm am wirkungsvollsten geben, indem Sie sich einen aufmunternden Satz für diese Situation zurechtlegen. Er sollte das Kind an eine Situation erinnern, in der ihm etwas besonders gut gelungen ist. Zum Beispiel: »Weißt du noch, wie toll es war, als du das Sportabzeichen gemacht hast?«

Helfen, die eigenen Fähigkeiten zu entwickeln

Verständlicherweise sind Sie erst einmal irritiert, wenn Ihr Kind in der Schule Probleme hat. Hinzu kommen meist auch noch Schuldgefühle, denn in den meisten Fällen werden die Eltern, vor allem die Mütter, dafür verantwortlich gemacht, wenn ein Kind nicht den erwarteten Erfolg bringt.

Lassen Sie sich wegen der Schulprobleme Ihres Kindes aber kein schlechtes Gewissen machen, denn damit lösen Sie diese in keinem Fall (siehe auch ab Seite 109). Ihr Ziel sollte vielmehr sein, Ihrem Kind zu helfen, seine individuellen Fähigkeiten zu entwickeln – und das gilt sowohl für die Freizeitaktivitäten als auch für die spätere Berufswahl. Denn alles, was wir gern tun, tun wir mit viel Spaß – und damit mit unserem gesamten Können und unserer ganzen Aufmerksamkeit und Energie.

WICHTIG

Kinder brauchen vielfältige Sinneserfahrungen, damit sich ihr Gehirn gut entwickeln kann. Das Experimentieren mit »echten« Gegenständen, die man anfassen und begreifen kann, ist ein wichtiger Teil der geistigen Entwicklung, der vor dem Bildschirm zu kurz kommt.

Die versteckte Gefahr von Bildschirmen

Neben den wenig kindgerechten Inhalten diverser Sendungen, Filme und virtueller Spiele bergen die Bildschirme von Fernseher oder Computer beziehungsweise Gameboy & Co. noch eine andere, versteckte Gefahr: Bildschirme fördern ein zweidimensionales, unnatürliches Sehen. Denn die Augen gleiten immer über eine flache Oberfläche, welcher die dritte Dimension, die Tiefe, fehlt.

Im Vorschulalter und auch noch in der Grundschule kann allzu häufiges Fernsehen die Entwicklung des räumlichen Denkens und der Vorstellungsfähigkeit beeinträchtigen. Dies wird durch den daraus resultierenden Bewegungsmangel noch verstärkt. Oft konsumieren die Kinder vor dem Bildschirm auch noch Unmengen an Süßigkeiten und Knabberzeug, was Übergewicht fördert und die Lust auf Bewegung weiter reduziert. Um sich gesund zu entwickeln, müssen Kinder toben, spielen und ihre Bewegungsmöglichkeiten ausprobieren. Tatsächlich aber stellen Sportlehrer fest, dass immer mehr Kinder in ihrer Bewegungsfähigkeit stark eingeschränkt sind. Wer jedoch als Kind Beine, Füße und Arme nicht koordinieren kann, wird sich auch mit Lesen, Rechnen und Schreiben schwertun, da die geistige Entwicklung auf der körperlichen Ebene vorbereitet wird (siehe ab Seite 25).

Unverträglichkeitsreaktionen

Welche allergischen Reaktionen durch Umweltgifte hervorgerufen werden können, ist in zahlreichen Büchern nachzulesen, auch wie Sie Ihr Kind gesund ernähren können. Einige Buchtipps finden Sie auf Seite 123. Wir möchten in diesem Zusammenhang lediglich auf einige wichtige Punkte aufmerksam machen, die in engem Zusammenhang mit dem Problem einer Lernblockade stehen.

Vielleicht haben Sie schon beobachtet, dass Ihr Kind vor allem nach dem Genuss bestimmter Nahrungsmittel besonders zappelig, unkonzentriert oder schwierig im Umgang ist? Tatsächlich können manche Lebensmittel oder Stoffe in der Nahrung möglicherweise als Stressoren wirken, die – individuell unterschiedlich – zu Lernblockaden führen oder bestehende Blockaden verstärken.

Zucker macht Lust auf Bewegung

Kinder naschen gern Zuckersachen. Das ist auch gar nicht tragisch, wenn sie ihre Zähne hinterher gründlich putzen und die Süßigkeiten kontrolliert, und zwar vorwiegend nachmittags nach den Hausaufgaben, genossen werden. Und das aus folgendem Grund: Zucker wirkt wie ein Aufputschmittel, das Lust auf Bewegung macht. Im Unterricht oder während der Hausaufgaben soll das Kind aber still sitzen. In dieser Zwickmühle verhält es sich dann häufig aggressiv. Wenn Sie diese Handlungsweise vor dem Hintergrund der Gehirnfunktionen betrachten, ergibt sich folgendes Szenario: In der Stresssituation (sie möchten laufen, müssen aber sitzen bleiben) reagieren die Kinder automatisch nach dem Flucht-Kampf-Schema (siehe Seite 14). Die Energie, die sie eigentlich zum Lernen einsetzen sollten, konzentriert sich im Stammhirn, die Fähigkeit, zu lernen, ist blockiert.

Sie sollten Ihrem Kind also auf keinen Fall Süßigkeiten als Pausensnack mitgeben. Lassen Sie es nach den Hausaufgaben naschen, wenn es danach zum Spielen rausgehen und nach Herzenslust toben kann. Süßigkeiten ganz vom Speiseplan zu streichen ist dagegen keine Lösung, da das Kind auf diese Art keinen verantwortungsvollen und bewussten Umgang mit Genussmitteln lernen kann und dann eher heimlich nascht.

TIPP

Futter fürs Gehirn sind gesunde kleine Zwischenmahlzeiten wie Mandeln & Trockenfrüchte, ein Stück frisches Obst, ein Naturjoghurt mit frischen Obstschnitzen oder Beeren.

DIE MENGE MACHT DAS GIFT
Sind unsere Energien im Gleichgewicht, wird der Körper mit negativen Einflüssen fertig – zu viele Stressfaktoren schwächen aber sein Abwehrsystem.

Zusatzstoffe verstärken negative Wirkungen

Die meisten Kinder lieben süße Limonaden und Süßigkeiten. Kein Wunder: Schon ihre allererste Nahrung, die Muttermilch, schmeckte süß. Neben viel zu viel Zucker enthalten Süßigkeiten jedoch häufig verschiedene Lebensmittelzusatzstoffe – eine Kombination, die Lernblockaden auslösen kann. So können zum Beispiel Farbzusatzstoffe die Wirkung von Zucker negativ verstärken. Ähnliche Kombinationen finden sich in industriell zubereiteten Gerichten. Wenn es Ihre Zeit erlaubt, sollte Ihr Kind möglichst selten Fertigmahlzeiten zu essen bekommen.

Umweltgifte und ihre Auswirkungen

Unverträglichkeitsreaktionen werden ebenfalls durch Umweltgifte wie Ozon, Düngemittelrückstände, Autoabgase oder Schwermetalle hervorgerufen. Berücksichtigen Sie aber, dass Ihr Kind nicht unbedingt Haut-, Augen- oder Nasenreizungen zeigen muss. Emotionale Verstimmungen oder bestimmte Verhaltensweisen können ebenfalls darauf zurückzuführen sein. Wenn Ihr Kind also auf verschiedene Nahrungsmittel und Umwelteinflüsse extrem reagiert, sollten Sie einen kinesiologisch ausgebildeten Facharzt zu Rate ziehen (Adressen erhalten Sie beim Institut für Praktische Pädagogik, siehe Seite 123).
Mit dem kinesiologischen Muskeltest (siehe Seite 11) testet der Arzt die für Ihr Kind im Moment unverträglichen Stoffe, die für den Körper Stress bedeuten und Lernblockaden auslösen können. Diese sollten Sie dann eine Zeit lang so gut es geht vermeiden.

Körperliche Schockerlebnisse

Unfälle, bei denen sich ein Kind verletzt – zum Beispiel bei einem Sturz mit dem Fahrrad oder bei einem Hundebiss –, können Auslöser für Lernblockaden sein, auch wenn der Vorfall schon Jahre zurückliegt. Die Erklärung dafür liegt im Erinnerungsvermögen unseres Gehirns (siehe Seite 14). Die durch den Stress des Unfalls entstandene Reaktionsweise kommt in gänzlich anderen Situationen, die das Kind ebenfalls als bedrohlich empfindet, dann automatisch wieder zum Vorschein.

Ein Beispiel: Anna ist mit dem Fahrrad gestürzt. Der körperliche Schock wird genauso wie ein seelischer vom Gehirn gespeichert – es will sich in Zukunft vor einem solchen Angst- oder Schmerzgefühl schützen. In Stresssituationen, die für Anna Gefahr signalisieren (etwa bei einer bevorstehenden Klassenarbeit), greift sie also auf die beim Fahrradsturz erlernte Reaktionsweise zurück und will sich schützen. In diesem Zustand kann sie nicht lernen, sondern ihr Unterbewusstsein ist einzig am Überleben interessiert.
Mithilfe der Kinesiologie können auch Monate und Jahre nach dem Schockerlebnis die unangemessenen Reaktionsweisen aufgelöst und neue, hilfreichere Reaktionen erlernt werden.

Emotionale Erschütterungen

Auch seelische Verletzungen wirken lange nach. Fühlt sich ein Kind bloßgestellt, wurde es ausgelacht oder abgewertet, können auch diese Erlebnisse langfristig immer wieder Blockierungen auslösen. Ohne dass der eigentliche Grund bekannt ist, reagiert es unbewusst und automatisch mit dem abgespeicherten Stressverhalten. So können unbedachte Worte manchmal eine verheerende Wirkung haben, denn Kinder übernehmen oft die Einschätzungen von Erwachsenen und passen ihr Verhalten entsprechend an. Sie halten sich dann selbst für unfähig und sind dadurch in ihren Möglichkeiten eingeschränkt. Ohne Hilfe finden sie aus diesem Teufelskreis nicht mehr heraus.
Sie sollten daher versuchen, Ihre Zurechtweisungen immer auf liebevolle Art zu vermitteln, unbedachte verletzende Worte zu vermeiden und den Schwierigkeiten Ihres Kindes mit Verständnis zu begegnen. In der Kinesiologie geht man davon aus, dass negativ besetzte Formulierungen wie »Ich kann nicht« oder »Das war schlecht« die Lebensenergie schwächen, da man sich durch diesen negativen Stressor schlecht fühlt. Das können Sie ganz einfach ausprobieren, indem Sie zuerst einen solchen Negativsatz zu sich selbst sagen, dann einen positiven, aufmunternden. Bei Sätzen wie »Das kann ich doch nicht« sinkt der Energielevel in den Keller, eine ermutigende Formulierung wie »Das schaffe ich schon« gibt dagegen neues Selbstvertrauen.

WICHTIG
Ermuntern und loben Sie Ihr Kind beim Lernen, statt es mit negativen Formulierungen zu kritisieren, denn es braucht Bestätigung.

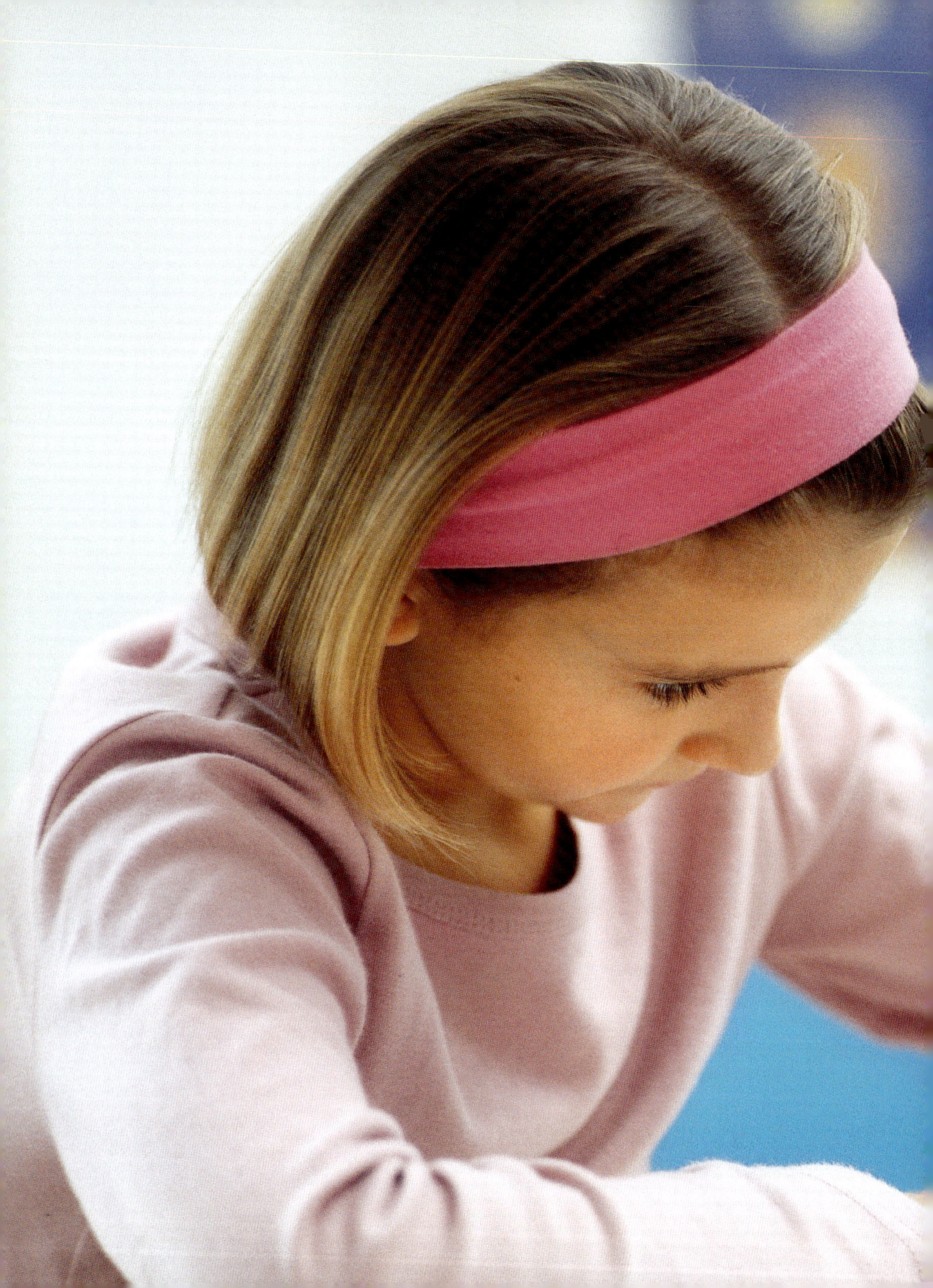

LERNBLOCKADEN ERKENNEN

Im Alltag unserer Kinder lauern viele negative Einflüsse und Probleme, die Lernblockaden auslösen können. Die Pädagogische Kinesiologie zeigt Ihnen, wie Sie solche Blockierungen erkennen.

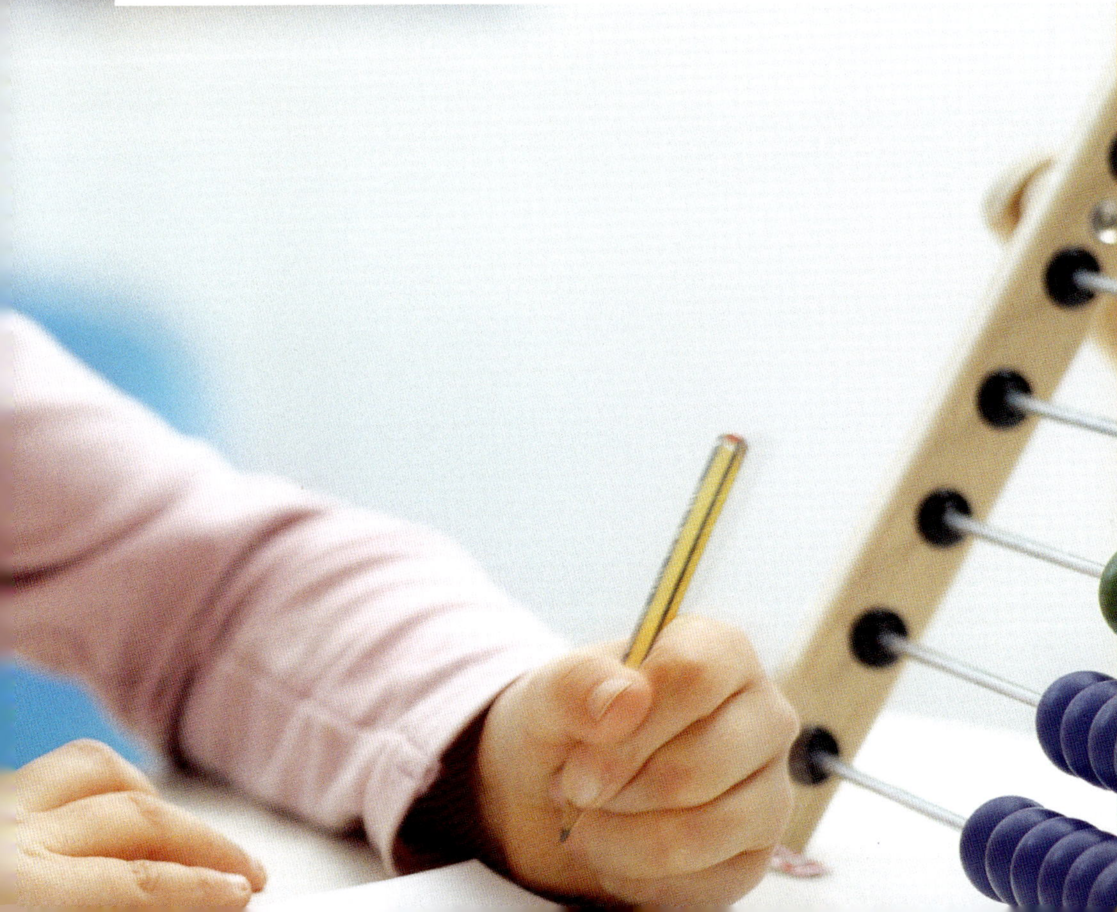

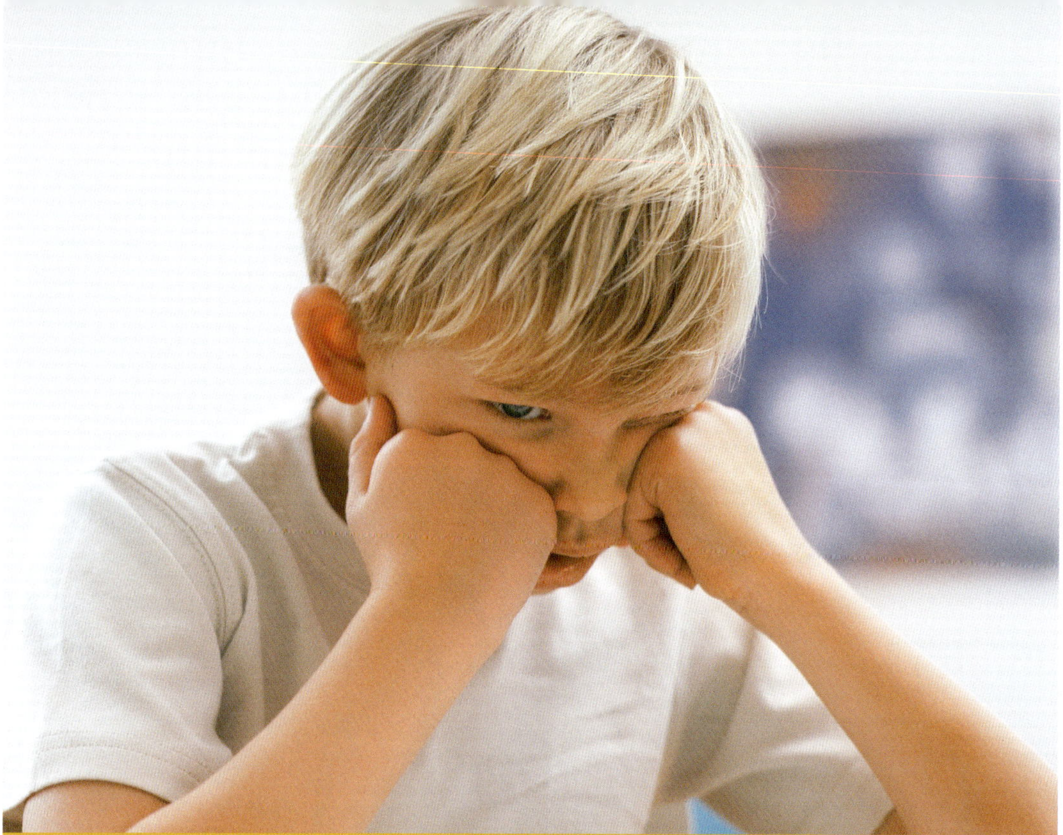

Wie zeigen sich Lernblockaden?

Leistungsdruck in der Schule, negative Umwelteinflüsse, Reizüberflutung, emotionale Probleme – all das gehört leider oft zum Alltag unserer Kinder und geht nicht spurlos an ihnen vorüber. Die Pädagogische Kinesiologie sieht in stressbedingten Lernblockaden die wesentliche Ursache vieler Schulprobleme. Blockaden können sich nicht nur in Schreib- und Rechenschwächen oder Lernschwierigkeiten äußern, sondern auch in Form von Bewegungs- und Verhaltensmustern sowie in der Körperhaltung.

Im Fall einer Lernblockade sollten Sie sich Ihr Kind genau ansehen: Herabsetzende Kategorien wie »unkonzentriert, bequem, nicht ausdauernd« verlieren an Bedeutung, wenn Sie erkannt haben, dass ein »blockiertes« Gehirn hinter diesen Schwierigkeiten steckt und Ihrem Kind keine Wahl lässt. Ihr Blick wird frei für das tatsächliche Problem – eben nicht: »Mein Kind schreibt schlecht«, sondern: »Es tut sich schwer, beim Schreiben von Buchstaben die Richtung zu wechseln.« Diese veränderte Wahrnehmung ist die Grundlage für eine positive Veränderung bei Ihrem Kind.

Sichtbare Hinweise auf Lernblockaden

Lernblockaden können sich ganz eindeutig als Lese-, Schreib- oder Rechenstörung zeigen: Eva liest, ohne den Sinn zu erfassen. Michael erfindet beim Lesen Wörter. Weil er ungenau liest, versteht er auch nie, was in einer Textaufgabe verlangt wird. Markus schreibt unleserlich, Tobias findet sich im Zahlenraum nicht zurecht: Er begreift nicht, was abziehen oder dazuzählen bedeutet. Florian kann sich Zahlen nicht vorstellen und hat Probleme beim Kopfrechnen. Anna kann sich Wörter im Kopf nicht vorstellen, macht viele Rechtschreibfehler. Hat auch Ihr Kind solche Schwierigkeiten? Beobachten Sie genau, wie es schreibt, liest oder rechnet. Vielleicht ist eine Lernblockade die Ursache seiner Probleme.

Versteckte Hinweise auf Lernblockaden

Lernblockaden können sich auch weniger konkret äußern. Ist Ihr Kind im Unterricht, bei den Hausaufgaben unaufmerksam und träumt? Oder wird es vom Lehrer als vorlaut und aggressiv beschrieben? Auch hinter bestimmten Verhaltensweisen können sich Lernblockaden verstecken. Haben Kinder große Angst vor Klassenarbeiten, antwortet ihr Körper mit Unwohlsein. Manche reagieren auf eine Schulsituation, die sie überfordert, mit Schwerfälligkeit, andere sind zappelig, schnell, ungenau. Wichtig ist die Feststellung der Eltern, dass ihr Kind zu Hause diese Auffälligkeiten nicht zeigt. Das kann darauf hinweisen, dass bestimmte Situationen, etwa ein Unterrichtsfach, ein Stressor ist, der das Kind beim Lernen behindert und die Blockade immer wieder neu auslöst.

HINWEIS AUF EINE BLOCKADE

Ein »lernblockiertes« Kind können Sie auch daran erkennen, dass es bei der Lösung von schulischen Aufgaben entweder sehr langsam und verkrampft oder zu hastig und ungenau ans Werk geht.

Die Sprache der Bewegungen

Beobachten Sie, wie Ihr Kind bestimmte Dinge tut und sich bewegt: Kann es zum Beispiel rückwärts eine Treppe hochgehen oder einen Ball fangen? Stellt es sich dabei sehr ungeschickt an, oder geht es diesen Herausforderungen gleich ganz aus dem Weg? Das kann eventuell ein Hinweis darauf sein, dass in bestimmten Situationen Blockaden ausgelöst werden.

Hilfe vom Lernberater

Sind Sie nach den Tests aus der Lernberatungspraxis (siehe ab Seite 54) noch unsicher, ob eine Blockade an der Lernstörung Ihres Kindes schuld ist, sollten Sie die Hilfe eines kinesiologisch ausgebildeten Lernberaters in Anspruch nehmen (siehe Seite 11). Zeigt sich die Blockade durch körperliches Unwohlsein oder organische Störungen, lassen Sie Ihr Kind vom Arzt untersuchen. Alle im Buch gezeigten Übungen können Sie natürlich auch ergänzend zur ärztlichen Therapie einsetzen.

ECHTE BLOCKADE ODER NICHT?

Eine Blockade können Sie daran erkennen, dass sich das Lernproblem Ihres Kindes langfristig nicht lösen lässt beziehungsweise nicht deutlich besser wird, obwohl Sie mit ihm den Stoff wiederholen, zusammen Schreiben, Lesen oder Rechnen üben.

Zum Umgang mit Lernblockaden

Echte, durch Stress ausgelöste Lernblockaden lassen sich durch Training nicht auflösen. Im Gegenteil: Je mehr Sie Ihr Kind anspornen, endlich schön zu schreiben, desto mehr Druck verspürt es, und umso schwerer findet es aus der Blockierung heraus.

Eine Lernblockade bedeutet, dass das Kind nicht optimal auf die Gehirnvernetzungen zwischen den verschiedenen Nervenzellen zugreifen kann, die es zur Lösung einer bestimmten Aufgabe braucht. Ursache für eine Blockade kann aber auch sein, dass diese Vernetzungen noch gar nicht ausgebildet sind. Meist ist dies eine Folge bestimmter Bewegungsdefizite (siehe Seite 23 und 25). Was nicht vorhanden ist, kann aber auch nicht eingesetzt werden. Um Lernblockaden zu erkennen, ist es wichtig, zu beobachten, wie Ihr Kind etwas tut. Dabei sollten Sie aber darauf verzichten, sein Verhalten zu bewerten, denn dadurch lässt sich noch keine Veränderung bewirken. Das Ziel der Pädagogischen Kinesiologie ist es vielmehr, die neurologischen Voraussetzungen dafür zu schaffen, dass ein Kind entspannt und stressfrei lernen kann.

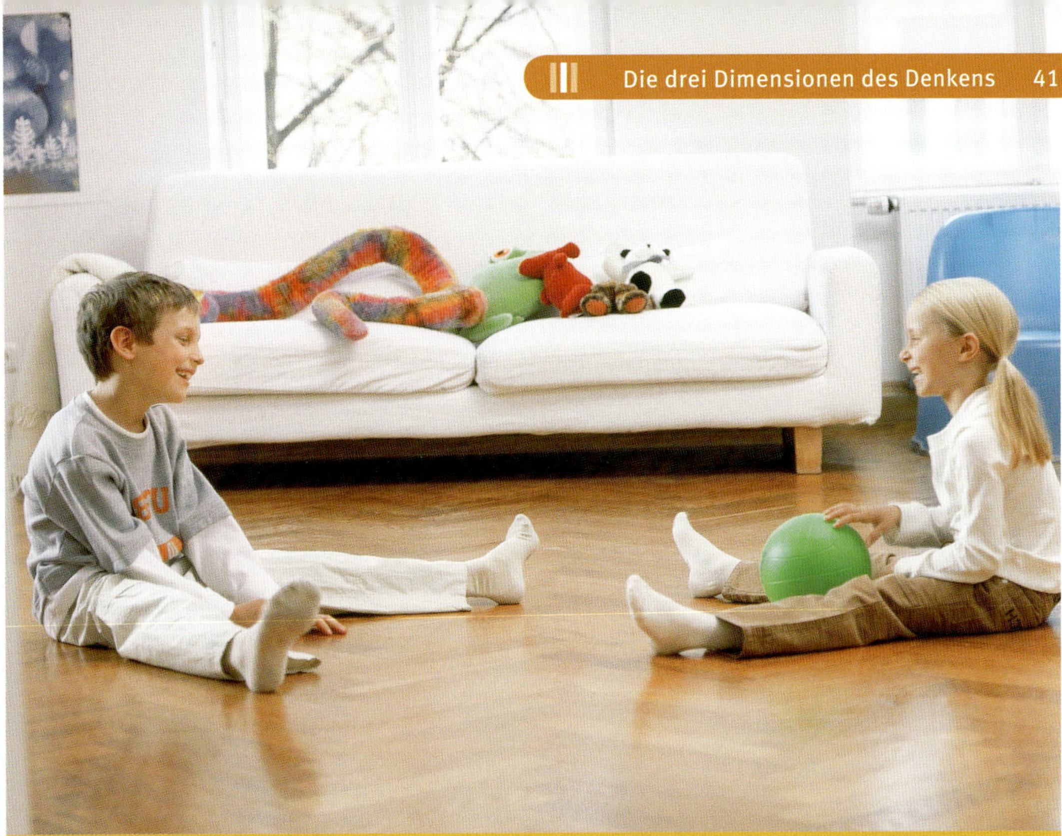

Die drei Dimensionen des Denkens

Die Pädagogische Kinesiologie arbeitet mit der Vorstellung, dass sich das Denken in den drei Dimensionen des Raumes bewegt. So wie die Bewegungsabläufe des Körpers in den drei Dimensionen stattfinden, läuft auch das Denken im Gehirn ab. Eine Blockade hat zur Folge, dass Ihr Kind mit den Gedanken nicht frei beweglich ist. So wie ein verstauchter Knöchel seine Beweglichkeit einschränkt, wirkt eine Lernblockade auf seine Denkfähigkeit: Sein geistiges Potenzial steht ihm nicht komplett zur Verfügung.

Damit Ihr Kind optimal lernen kann, muss es sich in allen drei Dimensionen frei bewegen können. Das heißt, die Verbindungen von einer Ebene zur anderen müssen funktionieren. Denkblockaden sind innerhalb einer Ebene möglich, aber auch zwischen den Ebenen kann die Zusammenarbeit blockiert sein. Egal, welche Blockierung vorliegt, die Lernfähigkeit ist in jedem Fall stark beeinträchtigt. Je nachdem, welche Dimension oder geistige Bewegungsebene blockiert ist, sprechen wir von einer »Rechts-links«-, »Oben-unten«- oder »Vorne-hinten-Blockade«. Jede dieser Blockaden äußert sich in unterschiedlichen Lern- und Verhaltensweisen, an denen Sie sie auch als Laie leicht erkennen können.

Die Rechts-links-Blockade

Unsere Gehirnhälften sind auf bestimmte Aufgaben spezialisiert. Das Rechts-links-Schema des Gehirns ist grundlegend für die Organisation unseres Organismus. Wir haben zwei Augen, zwei Ohren, zwei Arme und Beine, die jeweils von der gegenüberliegenden Gehirnhälfte gesteuert werden. Die Denkvorgänge in unserem Kopf entsprechen den Bewegungsabläufen unseres Körpers.
Wie wir beim Gehen die rechte und linke Körperhälfte im Gleichgewicht halten, so müssen beim Lernen, der Verarbeitung von Informationen, rechte und linke Gehirnhälfte zusammenarbeiten.

ZUSAMMENARBEIT DER GEHIRNHÄLFTEN
So wie wir mit einem Bein zwar hüpfen, aber nicht gehen können, können wir mit einer Gehirnhälfte zwar denken, aber niemals unser geistiges Potenzial voll ausschöpfen. Was über Augen und Ohren im Kopf ankommt, wird erst durch die Zusammenarbeit der beiden Gehirnhälften sinnvoll und verständlich.

Wie wirkt sich diese Blockade aus?

Ein Kind setzt zum Beispiel beim Lesen vorwiegend die rechte Gehirnhälfte ein. Da die analytischen Fähigkeiten der linken Gehirnhemisphäre nicht voll zum Einsatz kommen, liest es ungenau, statt »auf« vielleicht »aus« und so weiter. Das liegt daran, dass die rechte Gehirnhälfte die Information mehr optisch als Ganzes aufnimmt. Sie vermittelt das Bild, aber nicht die Bedeutung des Wortes. Dafür ist normalerweise die linke Gehirnhälfte zuständig (siehe auch Seite 46). Beim Lesen kommt es aber darauf an, dass das Kind sowohl die Buchstaben erkennt als auch das Wort als Ganzes aussprechen kann und seine Bedeutung kennt. Dazu braucht es beide Gehirnhälften. Ist deren Zusammenarbeit blockiert, kann das Kind die Aufgaben nur mit der Hälfte seines Potenzials lösen.

Die Blockade erkennen

Etwa die Hälfte aller Lernstörungen geht auf eine Rechts-links-Blockade zurück. Bei Schulkindern äußert sich diese in Lese-, Schreib- und Rechenproblemen. Beim Lesen und Schreiben müssen sie im Kopf und auf dem Papier in der Lage sein, sich von links nach rechts oder umgekehrt zu bewegen. Auch das Bewegen im Zahlenraum funktioniert nach diesem Prinzip: Nach rechts gehen heißt dazuzählen, sich nach links bewegen heißt abziehen.

Blockiertes Hören

Rechts-links-Blockaden beeinträchtigen Sinneswahrnehmungen. Ein Beispiel für eine solche Blockade ist das blockierte Hören. Dieser Ausdruck aus der Pädagogischen Kinesiologie bedeutet jedoch nicht, dass das Kind in bestimmten Situationen nicht mehr hören kann. Vielmehr ist gemeint, dass bei der Wahrnehmung und Verarbeitung von akustischen Lauten eine Gehirnhälfte dominiert. Um zu verstehen, was die Lehrkraft verlangt, muss das Gehörte aber von beiden Gehirnhälften gleichzeitig verarbeitet werden. Bei rechtshändigen Menschen ist das rechte Ohr für Details der Information zuständig, das linke für Rhythmus und Klang des Gesagten. Rechts-links-blockierte Kinder konzentrieren sich entweder zu sehr auf Einzelheiten oder verstehen nur die »Musik der Sprache«, je nachdem, welche Gehirnhälfte dominiert. Wenn das Kind nichts versteht, liegt es dann nicht daran, dass es unaufmerksam ist oder, wie ihm oft unterstellt wird, nicht hören will.

Blockiertes Sehen

Eine Blockade in der Rechts-links-Dimension kann auch die Integration des Sehens beeinträchtigen. In diesem Fall fällt ein Auge bei der Verarbeitung von Information quasi aus, es wird einfach »abgeschaltet«. Medizinisch gesehen sieht das Kind zwar gut, es kann die Informationen aber nicht vollständig verarbeiten.

GU-ERFOLGSTIPP

DREIDIMENSIONALES DENKEN LERNEN

Wer sich dreidimensional bewegen kann, kann auch dreidimensional denken. Um Ihr Kind bei der Entwicklung dieser Fähigkeit zu unterstützen, zeigen Sie ihm möglichst oft die sechs Richtungen und nennen sie beim Namen: »Das ist oben, das ist unten, das ist vorne, das ist hinten, das ist links, das ist rechts.« So verankern Sie spielerisch das Denken in drei Dimensionen, ohne das schulisches Lernen nicht möglich ist.

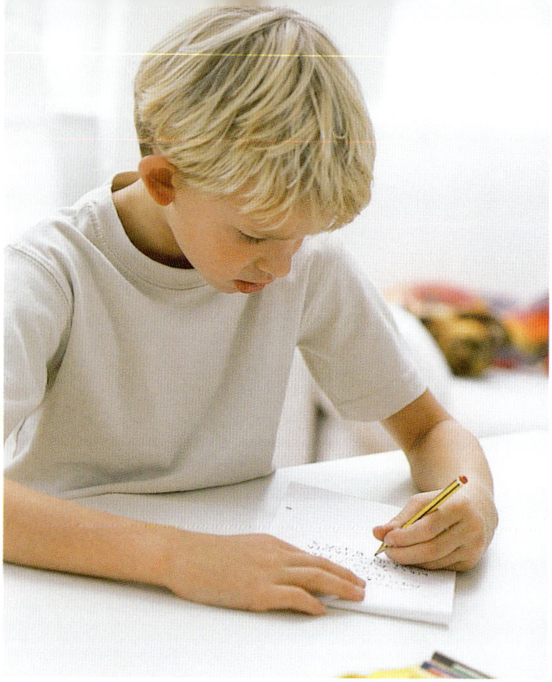

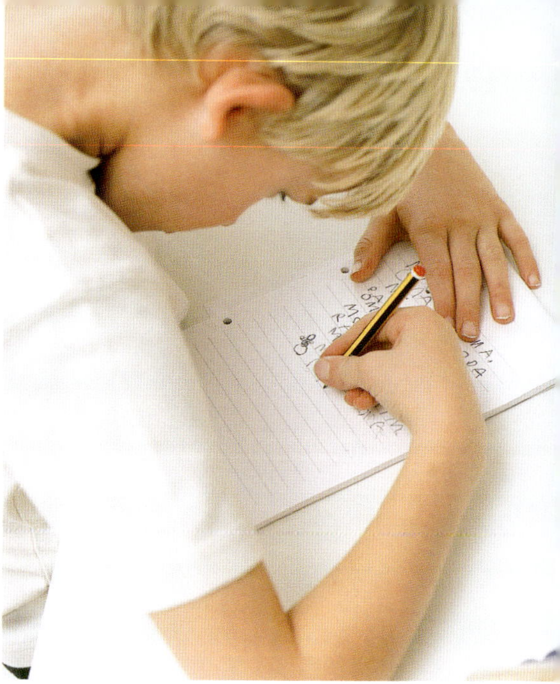

Sitzt Ihr Kind in der Regel schräg zum Blatt oder dreht es die Schreibhand nach innen ein, weist das auf eine Rechts-links-Blockade hin.

Der kritische Punkt beim Schreiben ist dabei die Blattmitte, also der Übergang von rechts nach links. Um ihn zu umgehen, legen rechts-links-blockierte Kinder das Schreibheft nicht gerade vor sich hin, sondern verschieben es nach rechts oder links. Die Mitte ist die Stelle, an der die mangelnde Koordination von rechts und links deutlich wird. Das Kind hat Mühe, wenn es von einer Gehirnhälfte auf die andere, hier das andere Auge, umschalten muss.

Noch zwei Beispiele dazu: Anna macht immer wieder Abschreibfehler. Sie wird von der Lehrerin aufgefordert, sich die Wörter genau einzuprägen, bevor sie diese abschreibt. Obwohl sich Anna sehr bemüht und jeden einzelnen Buchstaben genau ansieht, hat sie beim Aufschreiben Teile des Wortes wieder vergessen. Den Grund kennen Sie bereits: Unter Stress dominiert bei Anna die analytische Gehirnhälfte. Sie zerlegt das Wort in Einzelbuchstaben und kann es daher nicht als Ganzes aufnehmen und zu Papier bringen. Bei ihrem Mitschüler Peter beherrscht dagegen die rechte Gehirnhälfte das Denken. Er macht beim Abschreiben dementsprechend andere Fehler als Anna: Peter kümmert sich nicht um die Bedeutung der Buchstaben, sondern malt sie einfach ab. Da er dabei leicht die Buchstaben verwechselt, ergeben seine geschriebenen Wörter und Sätze oft keinen Sinn.

BALANCE VON RECHTS UND LINKS

Sicher kennen Sie das: Wenn Sie am Schreibtisch für ein Problem einfach keine Lösung finden, helfen oft einige Schritte im Raum oder eine Runde mit dem Rad. Bewegung fördert die Zusammenarbeit der Gehirnhälften.

Beobachten und unterscheiden

Wenn Sie vermuten, dass Ihr Kind schlecht hört oder sieht, gehen Sie mit ihm zum Arzt. Die hier erwähnten Störungen sind dagegen Wahrnehmungs- und Verarbeitungsprobleme des Gehirns, die mithilfe der Kinesiologie ausgeglichen werden können.

Vielleicht äußern sich die Probleme Ihres Kindes nicht so eindeutig, Sie haben aber die Vermutung, dass eine Rechts-links-Blockade vorliegt. Hier finden Sie weitere Hinweise, die auf eine gestörte Zusammenarbeit der Gehirnhälften hindeuten können.

Eine Rechts-links-Blockade kann auch vorliegen, wenn Ihr Kind

- Kreise oder Schleifen nicht von rechts nach links und umgekehrt, sondern nur in eine Richtung malen kann (siehe Seite 55/56).
- mit den Augen nicht mühelos in beide Richtungen kreisen kann, ohne den Kopf zu bewegen.
- die Augen nicht in der Waagerechten hin und her bewegen kann, ohne dass die Augen dabei »springen«.
- Schwierigkeiten damit hat, eine Liegende Acht zu malen (siehe Kartoffel-Acht, Seite 59).
- sich oft schräg zum Blatt setzt (wie auf dem Foto Seite 44 links).
- seine Hand beim Schreiben stark nach innen eindreht (wie auf dem Foto Seite 44 rechts).
- beim lockeren Gehen Arme und Beine nicht gegengleich bewegt, also rechten Arm zusammen mit linkem Bein und linken Arm zusammen mit rechtem Bein, sondern rechten Arm und rechtes Bein oder linken Arm und linkes Bein gleichzeitig.
- nach unten blickt, wenn es sich etwas vorstellt. Das deutet darauf hin, dass es Probleme beim Visualisieren hat, sich schwer ein Bild von etwas machen kann. Sein Zugang zum »inneren Sehen« ist blockiert. Daraus resultieren oft Schreib- und Rechenfehler.
- die Buchstaben d und b oder d und g, b und q verwechselt.
- beim lauten Lesen zuerst die Buchstaben mühsam leise zusammensetzt und erst dann das Wort laut ausspricht.
- beim Schreiben die Wörter zuerst leise vor sich hinsagt. Dies weist darauf hin, dass es Schwierigkeiten hat, sich die Wörter im Kopf, vor seinem inneren Auge vorzustellen. Deshalb konzentriert sich Ihr Kind auf sein Gehör. Es schreibt dann, wie es spricht.

KENNZEICHEN EINER RECHTS-LINKS-BLOCKADE

- Unsicherheit im Unterscheiden von rechts und links
- ungeschickt wirkende Bewegungen
- schlechtes Schriftbild
- Schwierigkeiten beim Lesen und Rechnen
- falsches Abschreiben von der Tafel
- keine oder nicht die gewünschte Reaktion auf Aufforderungen

Links- oder rechtshändig?

Die Frage der Händigkeit interessiert in der Pädagogischen Kinesiologie, da sie eng mit Lernblockaden in Verbindung stehen kann.

Echte Rechts- und Linkshänder

Normalerweise schreiben Rechtshänder mit der rechten Hand, die von der linken Gehirnhälfte gesteuert wird. Bei Linkshändern ist es umgekehrt: Ihre Schreibhand, also die linke, wird von der rechten Gehirnhälfte gesteuert. Demnach sind auch die Wahrnehmungsfunktionen, welche von der rechten und von der linken Gehirnhemisphäre übernommen werden, beim Linkshänder im Vergleich zum Rechtshänder vertauscht. Eine echte Rechts- oder Linkshändigkeit bedeutet also immer, dass die Schreibhand von der »analytischen« Hälfte des Gehirns gesteuert wird – bei Rechtshändern ist dies die linke, bei Linkshändern eben die rechte Gehirnhemisphäre.

Gemischte Händigkeit

Die Pädagogische Kinesiologie unterscheidet zusätzlich eine Gruppe von Menschen, die zwar mit der rechten oder linken Hand schreiben, aber von der Organisation ihres Gehirns her keine echten Rechts- oder Linkshänder sind. Die gemischte Händigkeit ist wie bei den »konsequenten« Rechts- oder Linkshändern angeboren. Sie tritt häufig dann auf, wenn es im weiteren Familienkreis Linkshänder gibt.

Falsche Zuständigkeit der Gehirnhälften

Bei gemischthändigen Kindern trifft die Regel, dass die aktive Schreibhand immer von der analytischen Gehirnhälfte gesteuert wird (siehe oben), nicht zu – denn die Schreibhand und die analytische Gehirnhälfte liegen bei ihnen auf derselben Seite. Das bedeutet, dass diese Kinder mit der grobmotorischen Hand schreiben – so sieht ihre Schrift dann auch aus. Außerdem ist die Leitung in ihrem Gehirn im wahrsten Sinn des Wortes länger. Denn Bewegung und Worte, beides grundlegende Elemente des Schreibens, kommen nicht aus derselben Gehirnhälfte. Das Gehirn muss demnach auf zwei verschiedene »Dateien« zurückgreifen, was den Informationsfluss erschwert. Um die nicht konsequenten Abläufe in ihrem Gehirn auszugleichen, müssen sich gemischte Links- oder Rechtshänder beim Schreiben also mehr anstrengen als konsequente. Menschen, die zu dieser Gruppe gehören, sind deshalb weit anfälliger für Lernprobleme.

Was kann man tun?

Die Lösung ist nun aber nicht, die Schreibhand zu wechseln und diese zu trainieren. Direkte Eingriffe in die Händigkeit würden nur noch heftigere Probleme erzeugen. Vielmehr wird in der Pädagogischen Kinesiologie die Wahl der jeweiligen Gehirnhälfte respektiert und der Fall der gemischten Händigkeit als Einstein-Gehirn bezeichnet (genial, aber stressanfällig). Ein solches Gehirn stellt demnach eine Entwicklungsform dar, die ein großes Potenzial in sich trägt. Deshalb haben diese Kinder häufig künstlerische Fähigkeiten. Unser Schulsystem kann mit dieser Arbeitsstruktur aber nur schwer umgehen. Die Pädagogische Kinesiologie kann hier helfen: Sie ist in der Lage, die Gehirnstruktur einer gemischten Händigkeit zu erkennen, sie mithilfe von Übungen durchlässiger für Informationen zu machen und somit die Stressanfälligkeit zu reduzieren.

Gemischte Händigkeit erkennen

Beobachten Sie, wie Ihr Kind seine Hand beim Schreiben hält. Ist die rechte Hand nach links innen gedreht, gehört es mit Sicherheit in die Gruppe der gemischten Rechtshänder. Ist die linke Hand beim Schreiben nach rechts innen gedreht, so ist Ihr Kind entsprechend ein gemischter Linkshänder. Die eingedrehte Handstellung kann außerdem ein Hinweis auf eine Rechts-links-Blockade sein. Denn wenn die Zusammenarbeit von rechter und linker Gehirnhälfte durch eine Blockade beeinträchtigt ist, versucht das Kind automatisch, diesen Mangel durch seine Handhaltung auszugleichen: Die rechte Hand tut dann so, als wäre sie die linke, und umgekehrt.

Selbst entscheiden lassen

Die Händigkeit prägt sich beim Menschen recht früh aus und ist mit hoher Wahrscheinlichkeit angeboren. Lassen Sie Ihr Kind selbst entscheiden, welche Hand es bevorzugt. Sein neurologisches System weiß am besten, wie es optimal organisiert ist. Die Festlegung der Händigkeit ist in der Regel mit der Einschulung abgeschlossen. Wenn nicht, sind Lernprobleme vorprogrammiert, denn das Kind kann den Schreibvorgang nicht automatisieren. Ob Ihr Kind davon betroffen ist, können Sie anhand des Schleifenmalens (siehe Seite 56) sehen; achten Sie darauf, ob es dabei die Hand wechselt. Alle Schreibübungen sowie Übungen, in denen Hände und Augenbewegung koordiniert werden (siehe »Elefant«, Seite 85), können helfen, Ihr Kind bei der Festlegung seiner Händigkeit zu unterstützen.

DAS DREIDIMENSIONALE GEHIRN

Leicht nachvollziehbar ist die notwendige Balance zwischen rechter und linker Gehirnhälfte: Dominiert bei der Informationsverarbeitung im Gehirn nur eine Seite, äußert sich dies konkret in Lese-, Schreib- oder Rechenproblemen. Ein Ungleichgewicht in der Oben-unten-Dimension (sowie auch der Vorne-hinten-Dimension) wurde dagegen erst von Paul Dennison nachweislich in Zusammenhang mit Lernblockaden gebracht. Auch bei diesen beiden Formen der Blockade liegen Unausgewogenheiten im Energiehaushalt des Gehirns vor, die das Denk- und Lernvermögen beeinträchtigen. Allerdings zeigen sie sich in bestimmten Verhaltensweisen und nicht als eindeutige Lernprobleme.

Die Oben-unten-Blockade

Ist die Oben-unten-Dimension des Denkens im Gleichgewicht, so gelingt es uns idealerweise, Herz (Gefühl) und Verstand (geistige Beweglichkeit) zu verbinden. Eine Blockade in dieser Dimension bewirkt dementsprechend, dass wir entweder zu stark vom Kopf oder von unseren Gefühlen bestimmt werden.

Die Blockade erkennen

Oben-unten-blockierte Kinder wirken entweder unbeweglich und schwerfällig oder geistig abgehoben. Beide Extreme lassen sich auch an den Bewegungen erkennen.

Die Oben-Blockade

Kinder, bei denen das »Unten«, das Gefühl, dominiert, sind langsam und unflexibel. Sie haben Schwierigkeiten, sich vom Boden zu lösen, etwa beim Hüpfen. Beim Sitzen wickeln sie die Füße ums Stuhlbein, um mehr Halt zu bekommen. Die körperliche Trägheit entspricht einer geistigen Unbeweglichkeit. Die Kinder sind so damit beschäftigt, nicht den Boden unter den Füßen zu verlieren, dass eine verbale Äußerung sie aus dem Gleichgewicht bringen kann. Sie haben Angst, etwas Falsches zu sagen, sind unsicher und trauen sich wenig zu. Sie bringen sich nur schwer in eine Gruppe ein, lassen sich schnell ausgrenzen und stehen oft im Abseits.

Die Unten-Blockade

Das Gegenteil von Kindern mit einer Oben-Blockade ist der »kleine Professor« – solche Kinder verlieren tatsächlich leicht ihr körperliches Gleichgewicht, weil sie nicht fest mit beiden Beinen im Leben stehen. Sie scheinen auch anfälliger für Krankheiten zu sein: Schon ein Windhauch kann sie umwerfen. Hier passt das Bild vom »kränkelnden Genie«. Kinder vom Typ des »kleinen Professors« zeigen in der Regel gute schulische Leistungen, finden sich aber in ihrer Gefühlswelt weniger gut zurecht. Ihre Äußerungen wirken oftmals altklug, weil sie versuchen, die Welt nach dem Vorbild von Erwachsenen zu deuten. Solche Kinder, bei denen das »Oben«, also der Verstand, überwiegt, halten ihre eigenen Bedürfnisse oft für nicht so wichtig. Sie versuchen auch stets, ihr Verhalten rational zu begründen, zum Beispiel so: »Es ist besser für mich, jetzt noch eine Stunde lesen zu üben, als draußen zu spielen.« Mit solchen Äußerungen übernehmen sie Bewertungen aus der Erwachsenenwelt. Diese Kinder ignorieren entweder ihre eigenen Gefühle oder bewerten sie negativ.

Beobachten und reagieren

Wenn die Oben-unten-Dimension über einen längeren Zeitraum hinweg blockiert ist, besteht die Gefahr, dass das Gehirn diese Verhaltensweisen als normal einstuft. Dies kann bei den betroffenen Kindern unter Umständen zu schweren körperlichen oder seelischen Störungen führen, da ja in beiden Fällen der Energiehaushalt des Gehirns und das Gefühlsleben nicht ausgewogen sind. In der Schule und allgemein in der Gesellschaft aber wird vor allem das schwerfällige und langsame Kind negativ bewertet, während das »altkluge« in der Regel zumindest mit guten Schulzensuren belohnt wird, zusätzlich nicht selten auch mit Lob für seine Klugheit und seinen Fleiß. In beiden Fällen aber braucht Ihr Kind gleichermaßen Hilfe.

KENNZEICHEN EINER OBEN-UNTEN-BLOCKADE

- schwerfälliges Benehmen
- Unaufmerksamkeit
- spricht langsam oder schnell und undeutlich
- ist im Alltag schlecht organisiert
- Zu schnelles oder zu langsames Vorgehen
- Schwierigkeiten, etwas nachzuvollziehen
- kommt ständig zu spät oder ist immer der oder die Letzte
- will alles diskutieren

Die Vorne-hinten-Blockade

Auch eine gestörte Vorne-hinten-Dimension beschreibt Unausgewogenheiten im Energiehaushalt unseres Denkens. Im unblockierten Zustand wechseln Konzentration (vorne) und Entspannung (hinten) einander ab. Sind beide Pole dieser Dimension ausgeglichen, können die Kinder den Unterricht verfolgen und sich nach Bedarf zielgerichtet einmischen: Sie konzentrieren sich, wenn etwas aufgeschrieben oder nachgefragt werden muss. Wenn zugeschaut oder zugehört werden soll, entspannen sie sich.

Die Blockade erkennen

Ein Ungleichgewicht in der Vorne-hinten-Dimension zeigt sich darin, dass die Kinder einer Sache entweder zu fern (Entspannung) oder zu nahe (Konzentration) sind.

Die Vorne-Blockade

Kinder, bei denen das »Vorne« blockiert ist, haben oft massive Schulprobleme. Sie beteiligen sich nicht am Unterricht, träumen vor sich hin, bekommen vieles nicht mit. In Stresssituationen schalten sie ab. Ihre Überforderung setzen sie oft in Bewegung um (Hyperaktivität). Aber auch das andere Extrem ist möglich (Hypoaktivität): Die Kinder übertragen Stress in eine Form von Trägheit. Dabei nehmen sie Gefühle sehr sensibel wahr.

Die Hinten-Blockade

Kinder, die »vorn« aktiv sind, konzentrieren sich stark auf den Unterrichtsverlauf. Sie wirken hellwach, arbeiten analytisch und richten ihren Blick aufs Detail. Das heißt aber auch, dass sie oft »vor lauter Bäumen den Wald nicht sehen«. Sie müssen immer vorn dran sein, agieren, sich behaupten und können keinem Streit aus dem Weg gehen. Sie können nur schwer abschalten und dadurch nicht umfassend über eine Situation nachdenken.

KENNZEICHEN EINER VORNE-HINTEN-BLOCKADE

- zu nah dran (die Augen sind angestrengt auf einen Punkt gerichtet)
- zu weit weg (die Augen blicken ins Leere, das Kind träumt)
- Unflexibilität
- aggressives Verhalten
- Hyper- oder Hypoaktivität
- falsches Abschreiben von der Tafel
- keine oder nicht die gewünschte Reaktion auf Aufforderungen

Fallbeispiele aus der Lernberatung

Sie wissen nun, welche Anzeichen auf mögliche Lernblockaden hinweisen. Die folgenden Beispiele aus der Lernberatung stellen Kinder mit typischen Lernproblemen vor. Damit möchten wir anschaulich machen, welche konkreten Erscheinungsbilder Lernblockaden annehmen können. Die Fälle stehen für Blockaden, wie sie der kinesiologische Lernberater häufig feststellt. Die entsprechenden Übungen finden Sie im dritten Kapitel.

Roberts Schrift – eine »Katastrophe«

Obwohl sich der zehnjährige Robert sehr bemüht, ordentlich zu schreiben, hat er eine schlechte Schrift, die sein Lehrer sogar als Katastrophe bezeichnet. Robert ist Rechtshänder, schreibt verkrampft und drückt stark auf. Viele Buchstaben gelingen ihm zwar gut, aber immer wenn er die Hand weiterführen muss, macht er Ausrutscher und verliert die Zeile. Seine Schreibhand ist nach links eingedreht. Es wirkt, als ob er aus dem Handgelenk schreibt. Robert ist mit großer Wahrscheinlichkeit gemischter Rechtshänder (siehe Seite 46). Seine rechte Hand wird also nicht wie normalerweise bei Rechtshändern von der linken, analytischen Gehirnhälfte gesteuert, sondern von der rechten.

Übungen, die helfen

Das Ziel ist, Robert den Zugriff auf sein Gesamtpotenzial, also das Zusammenwirken von rechter und linker Gehirnhälfte, zu ermöglichen. Er kann weiter mit der rechten Hand schreiben, diese soll aber durch die Mitwirkung der linken Gehirnhälfte mehr Genauigkeit erhalten. Diese Zusammenarbeit wird mit der Dennison-Lateralitäts-Bahnung (siehe Seite 71) hergestellt. Dadurch fällt es Robert leichter, die Bewegungen von Augen und Händen aufeinander abzustimmen. Das ist für das Schreiben sehr wichtig, denn die Hand führt aus, was die Augen vorgeben. Die gleiche Wirkung hat die Liegende Acht (siehe Seite 81), denn auch mit ihr übt Robert gegenläufige Bewegungen nach links und rechts. Außerdem erweitert die Liegende Acht das Sehfeld, Robert nimmt besser wahr. Auch beim Schleifenmalen (siehe Seite 56) trainiert Robert Schreibbewegungen nach links und rechts. Diese Übung verhilft ihm zu flüssigerem Schreiben und einem schöneren Schriftbild. Um Roberts Standfestigkeit und Selbstsicherheit zu stärken, zeigt ihm der Lernberater noch eine Energieübung. Robert massiert dabei bestimmte Energiepunkte auf den Meridianen.
Nachdem Robert die Übungen gemacht hat, zeigt sich sofort eine Verbesserung seines Schriftbildes: Die Buchstaben sind nicht ganz exakt, aber dafür kann Robert flüssig und gleichmäßig mit normalem Kraftaufwand schreiben. Die Wörter sehen insgesamt schön aus und sind ohne Ausrutscher. Robert hat zu seiner Schrift gefunden!

Fallbeispiele aus der Lernberatung

Eva hat Leseprobleme

Die achtjährige Eva hat Probleme beim Lesen. Sie kann ein Wort nicht auf einmal aussprechen, sondern zieht zunächst die Buchstaben einzeln laut zusammen und sagt erst dann das Wort. Es passiert auch öfter, dass sie mit dem letzten Buchstaben zu lesen beginnt. Wenn sie zum Beispiel das Wort »Suppe« lesen soll, buchstabiert sie zuerst leise vor sich hin. Doch weil sie den Buchstaben e zuletzt gehört hat, heißt das Wort bei ihr »Esupp«. Eva vertraut also mehr ihrem Gehör als ihren Augen. Daneben scheint ihr Blickwinkel eingeschränkt zu sein, da sie Wörter nicht als Ganzes aufnehmen kann. Ein Test (Blitzwort, siehe Seite 60) ergibt, dass das Mädchen Wörter mit bis zu drei Buchstaben sofort erfassen kann. Kommt ein vierter Buchstabe hinzu, bricht das ganze Bild zusammen. Auch erkennt Eva ein Wort, das sie bereits buchstabiert hat, nicht wieder, wenn es schon mehrmals im Text vorkam. Im Beratungsgespräch stellt sich außerdem heraus, dass Eva immer wieder rechts und links verwechselt. Alle diese Merkmale sprechen dafür, dass bei Eva die rechte und die linke Gehirnhälfte nicht stressfrei zusammenarbeiten. Eva hat also eine Rechts-links-Blockade.

Übungen, die helfen:

Mit der »Seitigkeitsverankerung« (siehe Seite 79) lernt Eva rechts und links zu unterscheiden. Dann massiert sie Energiepunkte (»Muntermacher«, siehe Seite 82), während sie die Augen zunächst kreisen und dann an einer waagerechten Kante entlangwandern lässt. Durch diese einfachen Bewegungen erweitert sie ihren Blickwinkel.

Das kleine Übungsprogramm zeigt auch sofort eine Verbesserung: Eva kann plötzlich Wörter mit mehr als drei Buchstaben erfassen und lesen. Zusätzlich wird sie ermuntert, was sie liest, sofort auszusprechen. Zu Hause unterstützt Evas Mutter rhythmisch ihre Leseübungen. Hier ein Beispielsatz, der mit passenden Bögen »in Schwung gebracht« wird:

»Mimi ist im Garten und spielt mit der Katze«

Lisa hat Rechenprobleme

Die neunjährige Lisa rechnet sehr langsam. Ihre Eltern und die Lehrer haben den Eindruck, dass sich das Kind im Zahlenraum nicht zurechtfindet. Bei der Arbeit mit Lisa bemerkt der Lernberater des Weiteren, dass sie Schwierigkeiten hat, schnell hintereinander Bewegungsänderungen durchzuführen. Wenn Lisa zum Beispiel den Arm vom Körper weg- oder zum Körper hinbewegen soll, bleibt sie irgendwo »hängen«, das heißt, die Bewegung stockt. Darüber hinaus begreift das Mädchen oft nicht, welche Bewegungen verlangt sind, und verwechselt offensichtlich auch rechts und links. Diese Merkmale weisen auf eine Blockierung der Rechts-links-Dimension hin. Außerdem schaut Lisa bei den Aufforderungen des Lernberaters nach unten: Soll sie sich zum Beispiel ihre Lieblingsfarbe vorstellen, geht ihr Blick zum Boden. Dies bedeutet, dass Lisa zuerst Kontakt zu ihren Gefühlen aufnimmt. So kann sie sich aber die Farbe nicht vor ihrem inneren Auge vorstellen: Geht der Blick nach unten, hat sie keinen Zugriff auf ihr visuelles Vorstellungsvermögen (siehe unten). Möglicherweise bleibt Lisa in ihren Gefühlen »hängen« – eine Situation, die auch im Schulalltag vorkommen und dort Probleme bereiten kann.

Übungen, die helfen:

Der Lernberater macht mit Lisa die Dennison-Lateralitäts-Bahnung (siehe Seite 71). Die Übung löst die Rechts-links-Blockade auf und hilft ihr, die Bewegungen und die Augen leichter zu koordinieren. Mit dem Genießer (siehe Seite 86) wird die Konzentrations- und Merkfähigkeit erhöht. Außerdem erweitert Lisa damit ihren Seh- und Hörradius. Langfristig verändert das Kind so auch sein Körpergefühl: Es wird sicherer und kann in aller Ruhe überlegen, Verspannungen lösen sich, und die Aufmerksamkeit nimmt zu. Durch die Seitigkeitsverankerung (siehe Seite 79) lernt Lisa rechts und links zu unterscheiden. So kann sie ein Verständnis für größer und kleiner entwickeln und sich im Zahlenraum besser bewegen.

Augenbewegungen und Gehirnaktivität

Der Wechsel der Augenstellung öffnet dem Gehirn den Zugang zum visuellen Speicher (Sehen), zum auditiven Speicher (Hören) und zum kinestetischen Speicher (Bewegungsempfindung). Bestimmte Augenstellungen weisen also auf ganz spezielle Gehirnfunktionen hin: Geht der Blick nach oben, wird die bildliche Vorstellung aktiviert, beim Zuhören ist die Augenstellung dagegen waagerecht, bei der Blickrichtung nach unten werden Bewegungsempfindungen und Körpergefühle abgerufen. Diese automatischen Einstellungen laufen bei allen Menschen unbewusst ab und sind bei jedem Menschen gleich.

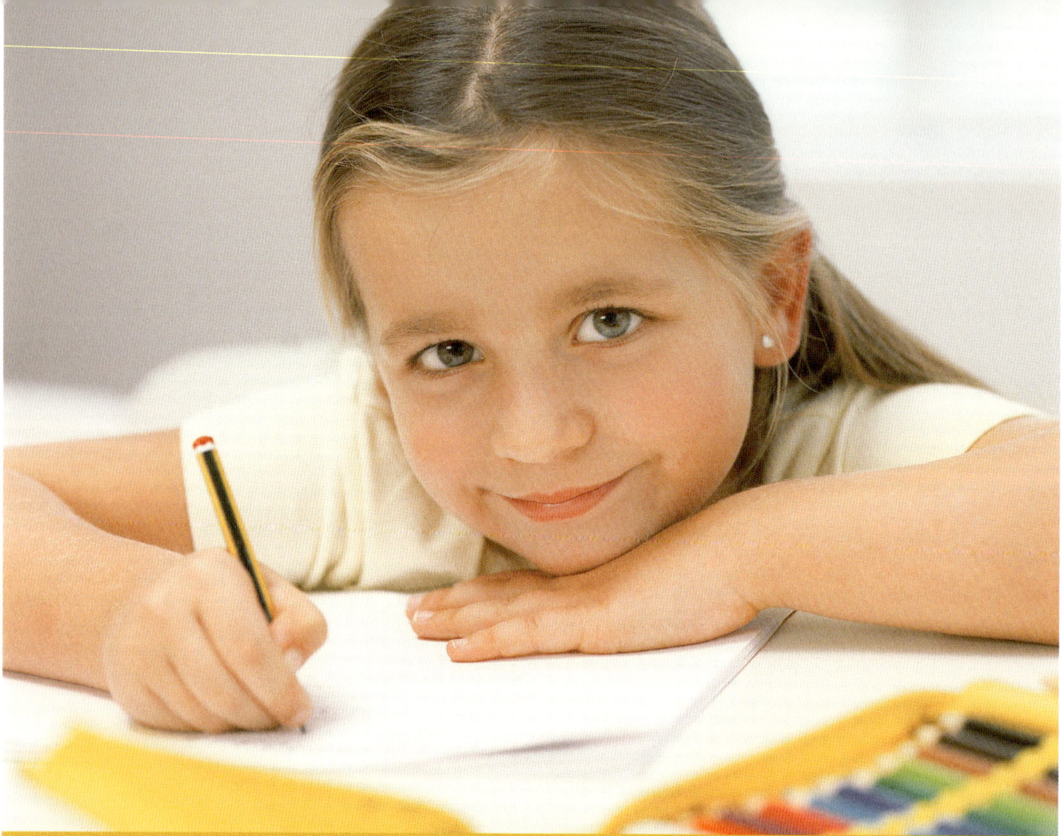

Tests aus der Lernberatungspraxis

Mithilfe der folgenden einfachen Aufgaben können Sie testen, ob bei Ihrem Kind Lernblockaden vorliegen. Die Tests stellen eine Auswahl dar, die sich auf das Erkennen der häufig auftretenden Rechts-links-Blockaden beschränkt (siehe Seite 42). Die Aufgaben sind darüber hinaus grundlegende Übungen zum Erlernen der Schreibbewegung. Sie eignen sich ebenso zur Lockerung zwischendurch, etwa wenn beim Schreiben längerer Texte die Konzentration nachlässt oder sich das Schriftbild verschlechtert.

Spielerisch Blockaden erkennen

Nehmen Sie für die Tests ein Blatt liniertes oder kariertes Papier. Malen Sie Ihrem Kind einige Kreise oder Schleifen vor und zeigen ihm jeweils, wie es die Zeile selbstständig vervollständigen kann. Bitte halten Sie sich bei den Tests immer an die vorgegebene Reihenfolge, denn alle bauen aufeinander auf. Achten Sie bei den Tests darauf, ob Ihr Kind versucht, eine Richtung zu vermeiden. Wenn es etwa nur nach links oder rechts malt oder die Richtung nicht wechseln kann (zum Beispiel bei der Liegenden Acht), könnte eine Rechts-links-Blockade vorliegen. Weitere Infos sowie eine Übersicht, welche Blockaden sich mit welcher Übung auflösen lassen, finden Sie ab Seite 80 und auf Seite 99.

Machen Sie den Test möglichst in einer ruhigen Minute und geben Sie ihm einen spielerischen Charakter: »Komm, wir machen ein Schreibspiel.« Sind Sie unsicher, wie Sie das Ergebnis des Tests interpretieren sollen, machen Sie mit Ihrem Kind auf jeden Fall das Übungsprogramm. Wenn Sie keinen Zwang ausüben und Ihr Kind nicht mit Drohungen unter Druck setzen, können Sie dabei auf keinen Fall Schaden anrichten. Sollten Sie nach dem Übungsprogramm keine Veränderung feststellen, hilft die kinesiologische Lernberatung weiter. Lernberater haben die Erfahrung und das Fachwissen, das nötig ist, um Lernblockaden aufzulösen.

Kreise malen

1

› Im ersten Schritt malt Ihr Kind Kreise und zeigt damit, ob die Basis für seine Schreibfähigkeit gegeben ist.

› Lassen Sie es Kreise von links nach rechts und umgekehrt zeichnen. Beobachten Sie, ob es die Richtungen unterscheiden und wechseln kann. Falls es dabei Probleme hat, empfiehlt sich die Übung Seitigkeitsverankerung (siehe Seite 79). Zusätzlich sollten Sie mit ihm Kreise und Schleifen in beide Richtungen malen.

1

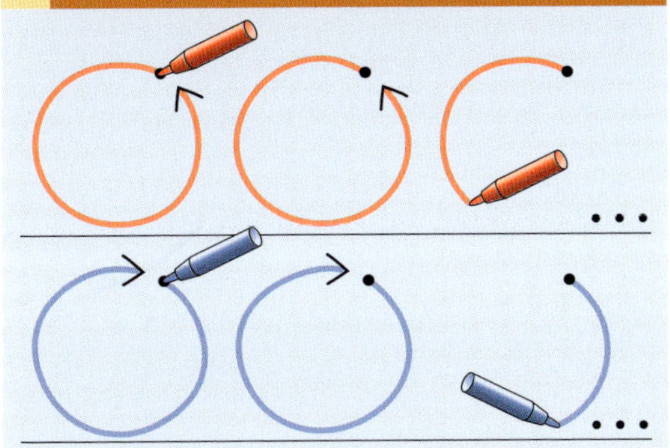

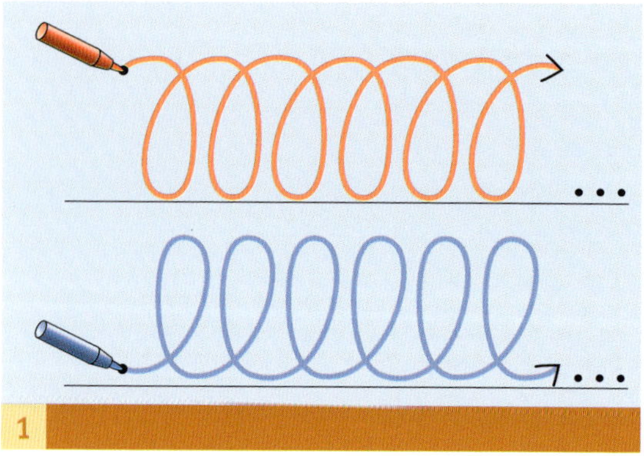

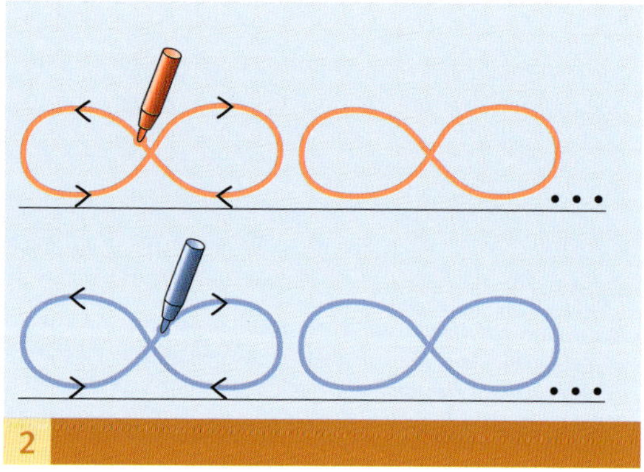

Schleifen malen

1 › Schleifen bauen auf dem Kreis auf und bringen bereits die Schreibbewegung ins Spiel. Bitten Sie Ihr Kind, auf dem Blatt Papier jeweils die ganze Zeile mit Schleifen zu füllen. In der ersten Zeile geht die Bewegung nach rechts, in der zweiten nach links. Ihr Kind sollte wieder beide Richtungen beherrschen. Falls nicht, hilft ausführliches Üben.

Liegende Achten malen

2 › Ihr Kind soll jeweils in einer Figur Liegende Achten malen: einmal von der Mitte beginnend links herum, dann rechts herum.

Bei Liegenden Achten werden in einer einzigen Figur beide Richtungen des Kreises ausgeführt, dabei muss die Mitte, der Übergang zwischen den Augen, gekreuzt werden. Dafür müssen linke und rechte Gehirnhälfte zusammenarbeiten. Zusätzlich werden die Bewegungen von Augen und Schreibhand koordiniert, denn beim Schreiben tut die Hand, was die Augen vorgeben. Hier entwickelt das Kind genau die Fähig- und Fertigkeiten, die es für den Vorschul- und den Schulalltag braucht.

An der Art, wie Ihr Kind die Acht malt, können Sie außerdem sehen, in welchem Punkt es noch Schwierigkeiten hat. Man könnte die Liegende Acht als Bildschirm bezeichnen, auf dem die Arbeitsweise unseres Gehirns sichtbar wird.

Was Sie an der Liegenden Acht sehen können

Um eine Liegende Acht zu malen, muss Ihr Kind die Augen in der Form der Acht mitbewegen. Die Augenbewegungen, die es dabei macht, spiegeln sich in der Form seiner Zeichnung wider. Wie bereits erwähnt, lassen sich anhand der Augenbewegungen beziehungsweise am Schriftbild der Liegenden Acht mögliche Lernblockaden erkennen. Die Liegende Acht zeigt Ihnen also, wo Ihr Kind steht, welche Lernstrategie es anwendet und in welchem Bereich es Förderung und Unterstützung braucht.

Die Erkenntnisse aus der Analyse der Liegenden Acht stammen aus der mehr als 20-jährigen praktischen Erfahrung der Pädagogischen Kinesiologie. Die daraus gezogenen Schlussfolgerungen sollen nicht dazu dienen, generell das Verhalten des Kindes zu beschreiben. Vielmehr beziehen sie sich immer auf die Verfassung, in der es gerade ist. Die Erfahrung in der Lernberatung zeigt, dass es den eindeutigen Lerntyp nicht gibt.

Mit der Pädagogischen Kinesiologie zu arbeiten bedeutet, dass man darauf achten muss, welche Strategie das Kind bei der Erledigung von Aufgaben anwendet, und ihm bei Bedarf eine Änderung dieser Strategie zu ermöglichen.

LERNVERHALTEN ERKENNEN

Modelle wie beispielsweise die Liegende Acht wendet die Pädagogische Kinesiologie an, um Verhaltensweisen bei Lernaufgaben zu erkennen und zu beschreiben.

So finden Sie Schwachstellen

Mithilfe der folgenden Zeichnungen können Sie überprüfen, ob Ihr Kind ein Verständnis der Seitigkeiten hat, also rechts und links unterscheiden kann, sowie Kreise in beide Richtungen malen und dabei die Mittellinie überqueren kann. Anhand des Schriftbildes können Sie außerdem sehen, ob Ihr Kind die Augen mühelos in alle Blickrichtungen bewegt. Dies ist die Voraussetzung dafür, dass es bei Bedarf auf bestimmte Fähigkeiten zurückgreifen kann, die es zur Lösung von Lernaufgaben braucht. Denn über die Augenbewegungen werden die verschiedenen Speicher im Gehirn geöffnet, die diesen Rückgriff möglich machen (siehe Seite 53). Außerdem sehen Sie an der Art, wie Ihr Kind die Liegende Acht malt, auch, ob es Erkennen, Verstehen und Empfinden im Denken verbindet. Ferner lässt die Figur Rückschlüsse auf die emotionale Ausgeglichenheit Ihres Kindes zu.

Liegende Achten im Vergleich

1

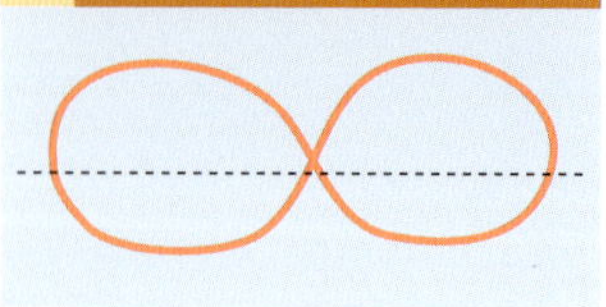

Die »perfekte« Liegende Acht

1 › Im Idealfall sollte der Schnittpunkt der Liegenden Acht leicht über der Mittellinie sein. Dann kann das Kind alle Fähigkeiten einsetzen: Es kann sich Zahlen oder Wörter gut vor dem inneren Auge vorstellen und bei Bedarf leicht abrufen. Diese Fähigkeit haben gute Rechtschreiber und schnelle Kopfrechner gleichermaßen. Es zeigt sich, dass diese Kinder auch ein ausgeprägtes Selbstvertrauen haben. Alle Wahrnehmungskanäle sind bei ihnen eingeschaltet.

2

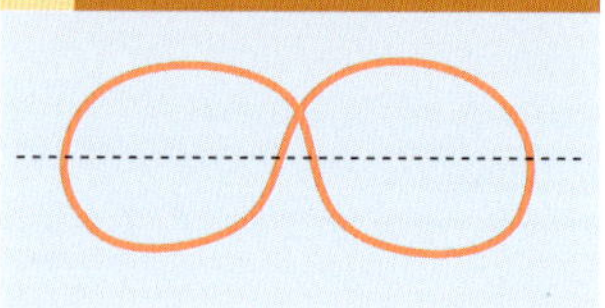

Schnittpunkt über der Mittellinie

2 › Hier liegt der Schnittpunkt weiter über der Mittellinie als im Idealfall: Die Fähigkeit, zu visualisieren, ist zwar sehr gut, das Kind erkennt die Situation blitzartig, es fehlt ihm aber an emotionaler Sicherheit und Standfestigkeit. Auf die schulischen Anforderungen übertragen folgt daraus, dass es sich schwertut, das Gesehene richtig einzuordnen und realistisch zu beurteilen.

3

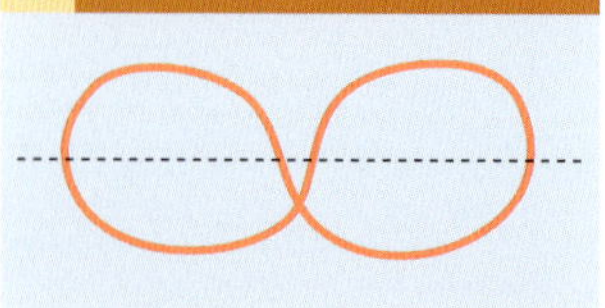

Schnittpunkt unter der Mittellinie

3 › Hier liegt der Schnittpunkt weit unterhalb der Mitte: Das Kind hat Probleme, in Bildern zu denken. Gleichzeitig ist es stark darauf ausgerichtet, sich zu stabilisieren, erscheint daher eher unbeweglich und langsam und reagiert stark gefühlsbetont.

4

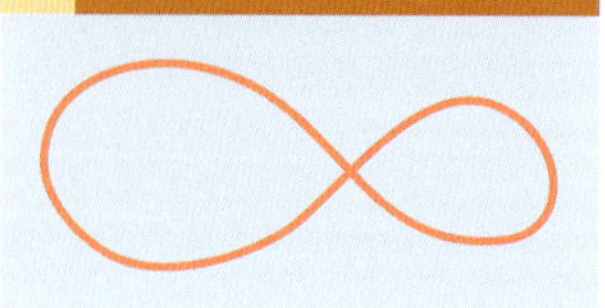

Linke Schleife größer als rechte

4 › Die linke Schleife ist deutlich größer als die rechte: Ihr Kind arbeitet eher nach den Prinzipien der rechten Gehirnhälfte (linkes Auge). Es besitzt die Fähigkeit, ganzheitlich zu sehen und das Bild zu erfassen. Schwer tut es sich dagegen bei allem, was mit sprachlichem Ausdruck und Logik zu tun hat – den charakteristischen Eigenschaften der linken Gehirnhälfte.

Rechte Schleife größer als linke

5 › Wenn die rechte Schleife der Liegenden Acht deutlich größer ist als die linke, gilt das Umgekehrte wie im vorigen Fall: Ihr Kind arbeitet dann verstärkt nach den Prinzipien der linken Gehirnhälfte (rechtes Auge). Es hat also Probleme mit dem ganzheitlichen Sehen und mit der Bilderfassung, tut sich dafür aber beim sprachlichen Ausdruck und bei mithilfe von Logik zu lösenden Aufgaben leichter.

5
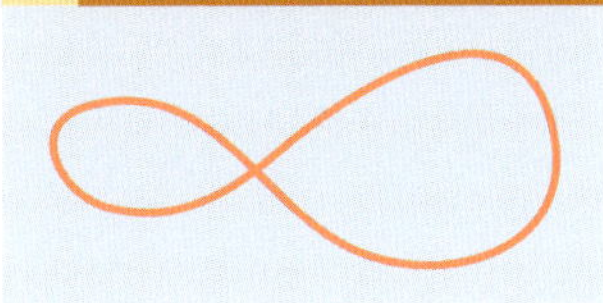

Die flache Acht

6 › Die flache Acht deutet darauf hin, dass das Kind in zwei Bereichen Schwierigkeiten hat: Es kann schlecht visualisieren, und es kann das Erlebte zudem nur schwer emotional einordnen. Es wird sich daher bemühen, mögliche Aufgaben verstärkt über Hören und Nachdenken (Grübeln) zu lösen. Solche Kinder zeigen sich sehr kontrolliert und sind beim Lösen von Aufgaben schnell festgefahren.

6
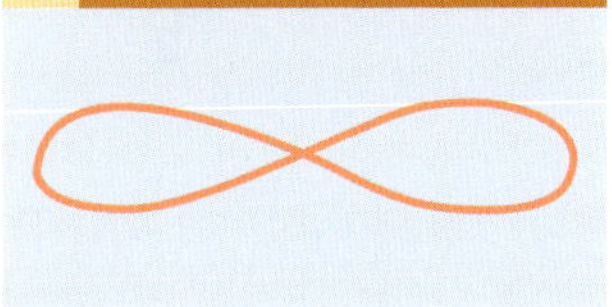

Die hoch aufgestellte Acht

7 › Die hoch aufgestellte Acht ist das Gegenteil der flachen Acht. Sie weist darauf hin, dass das Kind sich vor allem auf seine Augen verlässt. Dieses ausgeprägte »visuelle Verhalten« ist von einer starken Gefühlsbetontheit begleitet. Das Kind tut sich eher schwer, Schlussfolgerungen zu ziehen und Gedanken weiterzuentwickeln.

7

Die Kartoffel-Acht

8 › Bei der Kartoffel-Acht zeigt sich deutlich, dass das Kind die visuelle Mittellinie nicht überqueren kann. Es hat bisher kein Rechts-links-Verständnis entwickeln können. In diesem Fall sollten Sie beim Malen der Liegenden Acht die Hand Ihres Kindes zunächst sanft führen.

8
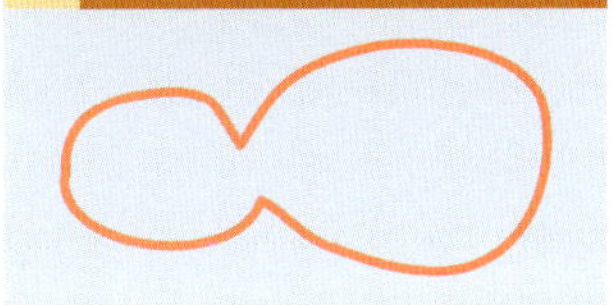

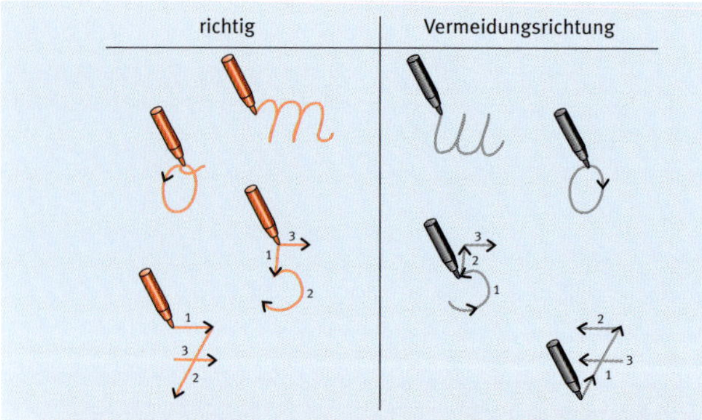

1

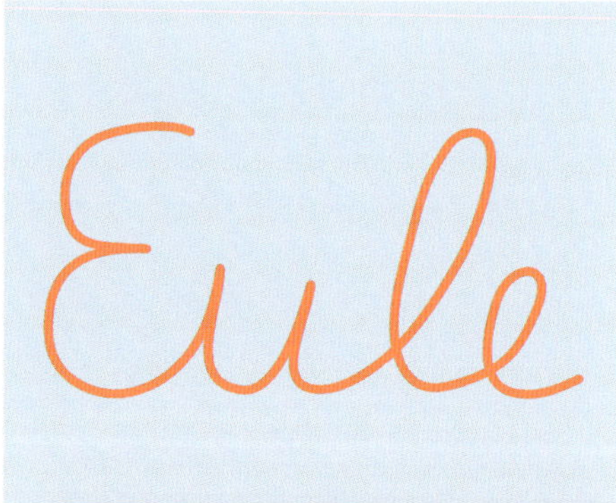

2

Buchstaben und Zahlen

1 › Bei diesem Test können Sie sehen, ob Ihr Kind die Schreibbewegung auch an konkreten Schriftzeichen beherrscht. Wenn Ihr Kind in beiden Richtungen kein Problem hat, führt es den Stift beim m nach rechts, beim o nach links. Vermeidet es eine Richtung, sieht das m wie ein u aus. Das o wird mehrfach nach rechts nachgefahren, damit es rund wird.
Hat Ihr Kind bei Zahlen Schwierigkeiten, die Richtung zu wechseln, vermeidet es die Mitte, den Überkreuzungspunkt. Die Pfeile geben Ihnen die richtige und die Vermeidungsrichtung an. Hat Ihr Kind Probleme mit dem Übergang von links nach rechts, schreibt es die 4, 5 oder 7 nur in eine Richtung.

Blitzwort

2 › Der Test zeigt, wie gut das Visualisierungsvermögen Ihres Kindes ausgebildet ist. Sich vor dem inneren Auge etwas vorstellen zu können ist Bedingung für Schreiben, Lesen, Rechnen.

› Schreiben Sie ein Wort mit drei oder vier Buchstaben (etwa »nimm«, »Eule«, »groß«) oder eine Zahl auf ein Blatt Papier und falten es längs. Zeigen Sie Ihrem Kind das Geschriebene – so lange, bis es von selbst meint, es hätte sich alles gemerkt.

› Nun schreibt Ihr Kind das Wort auf. Vergleichen Sie gemeinsam: Stimmen die beiden Wörter nicht überein, erweitern Sie den Test zur Übung Blitzwort (siehe Seite 92).

Oft gefragt: Nachhilfe oder Lernberatung?

› Was ist der Unterschied zwischen klassischer Nachhilfe und Lernberatung?

Bei der klassischen Nachhilfe wird der Stoff erklärt, geübt und wiederholt. Die Pädagogische Kinesiologie jedoch ist keine Paukmethode. Sie ist vielmehr vergleichbar mit einem Werkzeug, mit dem ein Instrument, in diesem Fall das Gehirn Ihres Kindes, gestimmt wird. Dadurch wird das Gehirn lernbereit. Das Üben beziehungsweise Lernen geht dann mit ein wenig Anleitung wie von selbst.

› Können die Übungen Schaden anrichten oder die Situation sogar noch verschlimmern?

Nein, keineswegs. Solange bei den Übungen der Pädagogischen Kinesiologie kein Zwang und Druck ausgeübt wird, können Sie Ihrem Kind damit auf keinen Fall schaden. Wie Sie selbst zu einer entspannten Einstellung zum Lernen mit Ihrem Kind finden, lesen Sie ab Seite 109.

› Welche Anzeichen sprechen dafür, dass ich mit meinem Kind in die Lernberatungspraxis gehen sollte, anstatt selbst zu Hause mit ihm zu üben?

Das Aufsuchen einer Lernberatungspraxis ist dann zu empfehlen, wenn Sie selbst unsicher sind, wenn Ihr Kind mit den Übungen nicht klarkommt oder wenn Sie nicht genau wissen, ob die für Lernblockaden typischen beschriebenen Verhaltensweisen bei Ihrem Kind zutreffen.

› Falls wir die Hilfe einer Lernberatungspraxis benötigen sollten, wie viele Beratungsstunden sind in der Regel erforderlich, bis sich erste Erfolge einstellen?

Im Durchschnitt braucht es dazu lediglich einen bis drei Termine. Sind die individuellen Blockaden des Kindes erkannt, geht das »Stimmen des Instruments« sehr schnell.

SCHLÜSSEL ZUM LERNEN

Einem erfolgreichen Aufnehmen und Verstehen beziehungsweise Aufarbeiten von Lernstoff geht das Lösen von Blockaden mithilfe der Pädagogischen Kinesiologie voraus.

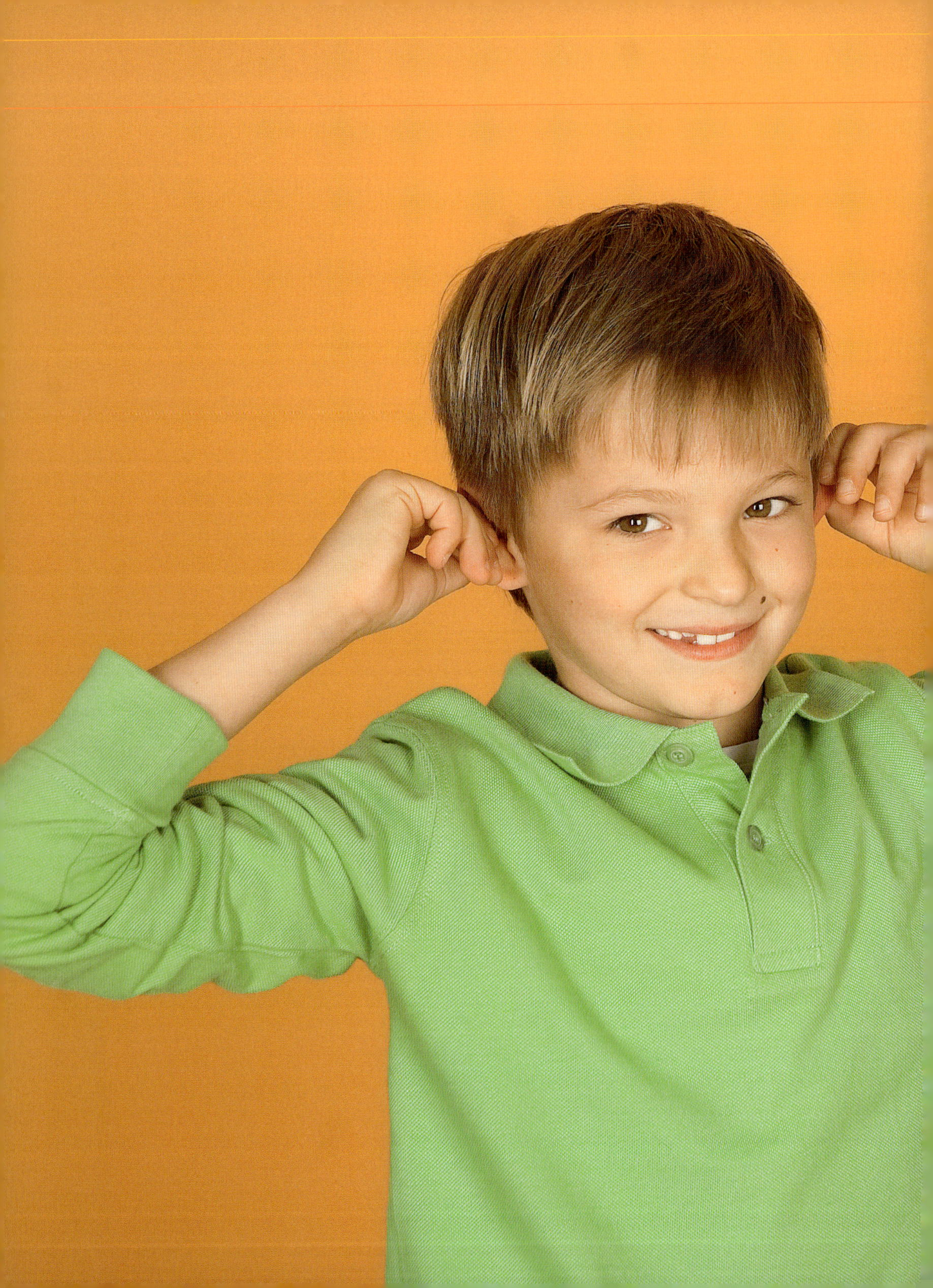

LERNBLOCKADEN AUFLÖSEN

Die Übungen der Pädagogischen Kinesiologie zeigen Schritt für Schritt, wie Ihr Kind spielerisch lernen kann, die vielfältigen Anforderungen in der Schule und im Alltag besser zu bewältigen.

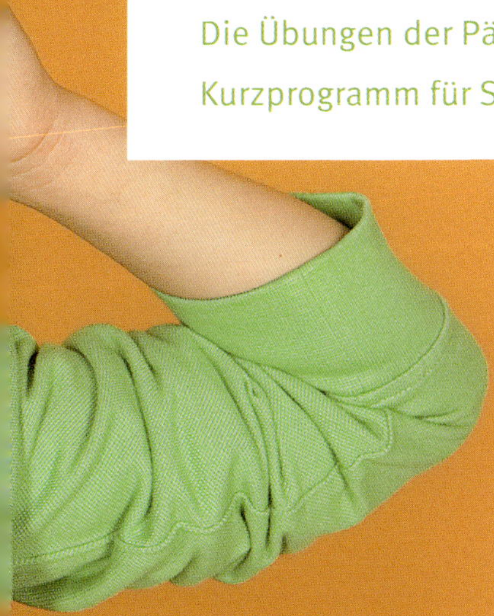

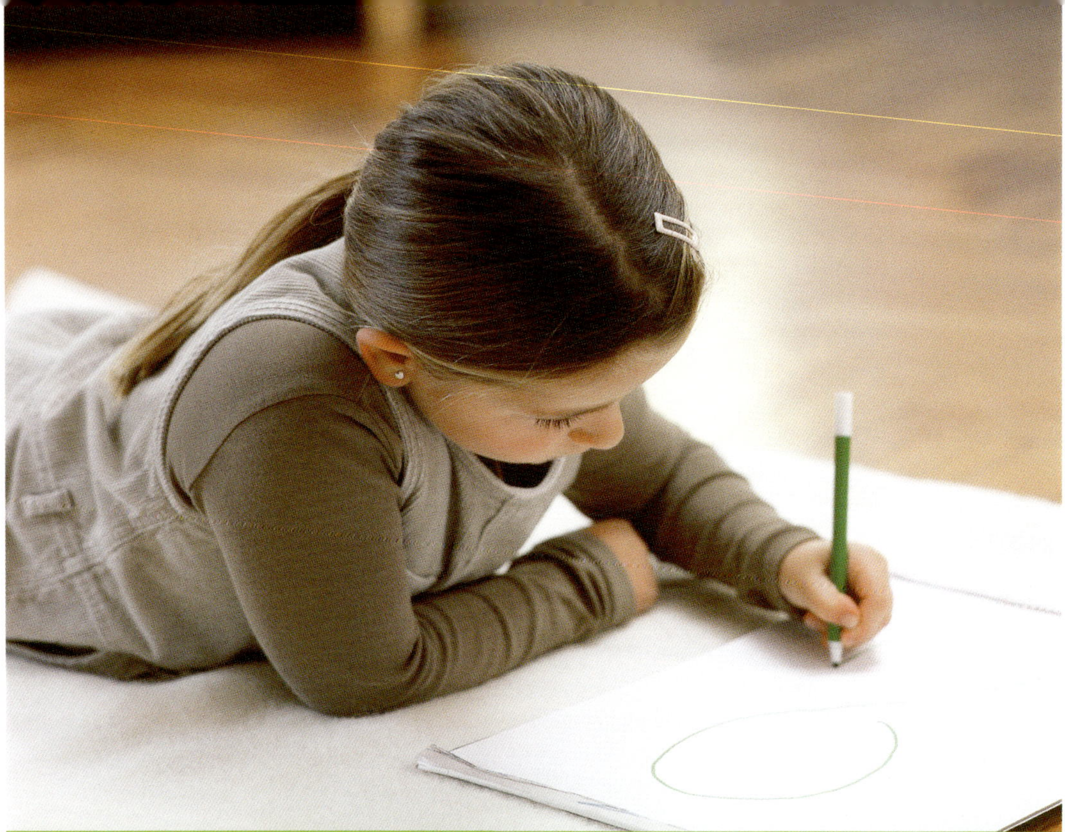

Techniken der Pädagogischen Kinesiologie

Mit praktischen Übungen können Sie Ihr Kind beim Lernen unterstützen. Bei Lernblockaden ist es wichtig, das Gleichgewicht im Gehirn wiederherzustellen. Die Pädagogische Kinesiologie arbeitet dabei mit Bewegungs- und Energieübungen. Diese sorgen dafür, dass im Gehirn »das Licht angeht«, indem sie die Lebensenergie anregen und den freien Informationsfluss zwischen Kopf und Körper ermöglichen. Zusätzlich helfen Techniken aus dem Neurolinguistischen Programmieren den Lernvorgang zu erleichtern.

Bewegungsübungen und ihre Wirkung

Denken und Bewegen sind Vorgänge, die sich in den drei Dimensionen des Raumes abspielen. Ein Gleichgewicht von links-rechts, oben-unten, vorne-hinten ist also in beiden Bereichen wichtig, denn sonst stolpern wir, »verlieren den Kopf« und müssen uns »erst wieder fangen«. Ist unser Denken dagegen in allen drei Dimensionen im Gleichgewicht, sind wir in der Lage, unser geistiges Potenzial voll auszuschöpfen.

Dieses Gleichgewicht können wir durch Bewegungsübungen immer wieder herstellen. Wir trainieren dabei auch unser Denken, da das Gehirn die Bewegungen unseres Körpers steuert und Bewegungsfähigkeit auch Ausdruck unserer Denkfähigkeit ist. Indem wir bestimmte motorische Abläufe gezielt einüben, lösen wir stressbedingte Denkblockaden auf. Bewegungsübungen verbessern außerdem unsere Lernfähigkeit, da durch neue Erfahrungen, also auch Bewegungen, im Gehirn neue Vernetzungen (Synapsen) zwischen den Nervenbahnen entstehen (siehe Seite 27).

Energieübungen und ihre Wirkung

Energieübungen können als erweiterte Bewegungsübungen bezeichnet werden, denn auch sie bringen das Gehirn auf »volle Leistung«. Die Technik dabei ist einfach und auch von Kindern leicht anzuwenden: Durch das Berühren von Akupunkturpunkten kann die Lebensenergie im Körper wieder frei fließen.

Die Vorstellung einer Energie, die allem Leben zugrunde liegt und die nach einem geordneten System den Körper durchströmt, ist jahrtausendealt. Das gleichmäßige Fließen dieser Lebensenergie gilt als Voraussetzung für körperliche und geistige Leistungsfähigkeit. Mittlerweile gibt es auch naturwissenschaftliche Erklärungsansätze für das Fließen der Lebensenergie. Forschungsergebnisse aus der Quantenphysik zeigen, dass Informationsabläufe im Gehirn nicht immer Schritt für Schritt aufeinander aufbauen, also linear verlaufen, sondern vor allem durch dauernde Wiederholung (Üben) der gleichen Abläufe neue Fähigkeiten entstehen, wir also dauerhaft etwas Neues dazugelernt haben. Man könnte auch sagen: Lernen ist Erkenntnis und passiert spontan.

WISSENSCHAFTLICH BESTÄTIGT

Moderne neurologische Forschungen haben bestätigt, dass wir uns die Lebensenergie als das freie Fließen der Informationsströme im Gehirn vorstellen können.

Energieblockaden

Wenn negative Stressoren wie Angst, Ärger, Bewegungsmangel oder Ernährungsfehler den freien Informationsfluss beeinträchtigen, entsteht eine Energieblockade: Etwas überlastet den Organismus, im Energiekreislauf »brennt die Sicherung« durch. Das Gehirn hat Probleme und kann sich mit dem Körper nicht mehr gut verständigen. Als Folge sind wir kaum mehr in der Lage, ruhig zu denken und zu handeln, geschweige denn zu lernen. Mit Energieübungen können derartige Blockaden aufgelöst werden.

Auflösen durch Massieren

Um den Energiefluss wieder anzuregen, massieren wir Akupunkturpunkte, die auf den Energie- oder Informationsbahnen liegen. Diese Energiebahnen oder Meridiane sind oft nach Organen benannt. So gibt es beispielsweise einen Nieren-, Magen- oder Gallenblasenmeridian. Diese Namen weisen auf die Lebensfunktionen hin, mit denen die Meridiane energetisch zusammenhängen.

Neurolinguistisches Programmieren

Die Kinesiologie verwendet auch Techniken aus dem Neurolinguistischen Programmieren (NLP). Der Wortteil »Neuro« weist darauf hin, dass wir die Welt über unsere Sinne erfahren und entsprechend handeln; unser Körper und unser Geist bilden eine Einheit. »-linguistisch« bedeutet, dass wir Sprache verwenden, um Gedanken und Verhalten zu ordnen und mit anderen in Kontakt zu treten. Und »Programmieren« drückt aus, dass wir lernen können, Gedanken und Handlungen so zu organisieren, dass wir unsere Ziele besser erreichen.

NLP wurde in den 70er Jahren in den USA vom Sprachwissenschaftler John Grinder und dem Psychologen Richard Bandler entwickelt. Sie verglichen die Arbeitsweise von drei sehr erfolgreichen Psychotherapeuten – alle drei arbeiteten nach ähnlichen Grundmustern! Daraus konstruierten Grinder und Bandler das NLP. Seine Anwendung verbessert die Kommunikationsfähigkeit, führt Veränderungen individueller Verhaltensformen herbei, beschleunigt das Lernen – und ermöglicht so mehr Lebensfreude.

ANKER ALS VERSTÄRKER

Anker sind Verstärker, die typische Reaktionen auslösen. Ein Anker kann alles Mögliche sein: Geruch, Geräusch, Gefühl, optisches Signal. Jeder hat individuelle Anker: die Stimme eines geliebten Menschen, Kaffeeduft, die rote Ampel. Das Neurolinguistische Programmieren setzt Anker ein, um Verhaltensänderungen wie leichteres Lernen zu ermöglichen.

Erkennen, Korrigieren, Trainieren

Sie haben erkannt, dass bei Ihrem Kind eine stressbedingte Lernblockade vorliegt. Nun helfen die folgenden Übungen, diese spielerisch zu beseitigen. Sie gehen dabei immer nach dem Prinzip »Erkennen – Korrigieren – Trainieren« vor: Wenn Sie die verantwortliche Blockade herausgefunden haben (Erkennen), kann sie mithilfe der passenden Übung aufgelöst werden (Korrigieren). Verwenden Sie die Übung nun immer nach Bedarf (Trainieren), sobald Sie den Eindruck haben, dass Ihr Kind wieder blockiert ist. Machen Sie zum Beispiel mit ihm die Überkreuzbewegung, wenn die Konzentration nachlässt. Lassen Sie es Liegende Achten malen, wenn sich die Schrift verschlechtert. Gehen Sie so lange nach diesem Muster vor, bis Ihr Kind sein Verhalten geändert hat.

Bevor Sie mit dem Übungsprogramm beginnen, sollten Sie sich über die Übungsziele im Klaren sein. Sind Ihre Ziele auch im Interesse des Kindes, berücksichtigen Sie seine individuellen Fähigkeiten? Die Pädagogische Kinesiologie strebt nicht an erster Stelle nach besseren Schulnoten, sondern will zu mühelosem, schnellem, den eigenen Fähigkeiten gemäßem Lernen beitragen. Unser Programm ist also keine Trainingsmethode für den Übertritt an eine höhere Schule, sondern möchte Ihrem Kind ermöglichen, seine geistigen, also auch kreativen, handwerklichen und sportlichen Fähigkeiten zu erkennen und optimal zu entwickeln.

Noch unsicher?

Sind Sie auch nach unseren Tests (siehe ab Seite 54) über die Art der Lernblockade Ihres Kindes noch nicht völlig sicher? Keine Sorge: Mit dem folgenden Übungsprogramm können Sie auf keinen Fall etwas falsch machen. Alle Übungen verbessern die Lernfähigkeit Ihres Kindes und schaden ihm ganz sicher nicht. Wenn sich aber seine Lernprobleme auf diesem Weg nicht lösen lassen, wenden Sie sich bitte an einen kinesiologischen Lernberater (siehe Seite 11). Außerdem sollten Sie vom Kinderarzt gesundheitliche Störungen als Ursache der Lernprobleme ausschließen lassen.

Die kinderleichten Übungen der Pädagogischen Kinesiologie helfen Kindern auf spielerische Art, leicht und stressfrei zu lernen.

TIPP

Falls Sie bemerken, dass Ihr Kind blockiert ist, kritisieren Sie es nicht, sondern schlagen ihm eine geeignete Übung vor. Ein großes Anliegen der Kinesiologie ist, zu zeigen, wie Ihr Kind stressfrei an die Lösung von Problemen herangehen kann – auch zugunsten der Schulleistungen. Auf Seite 99 finden Sie eine Übungsübersicht.

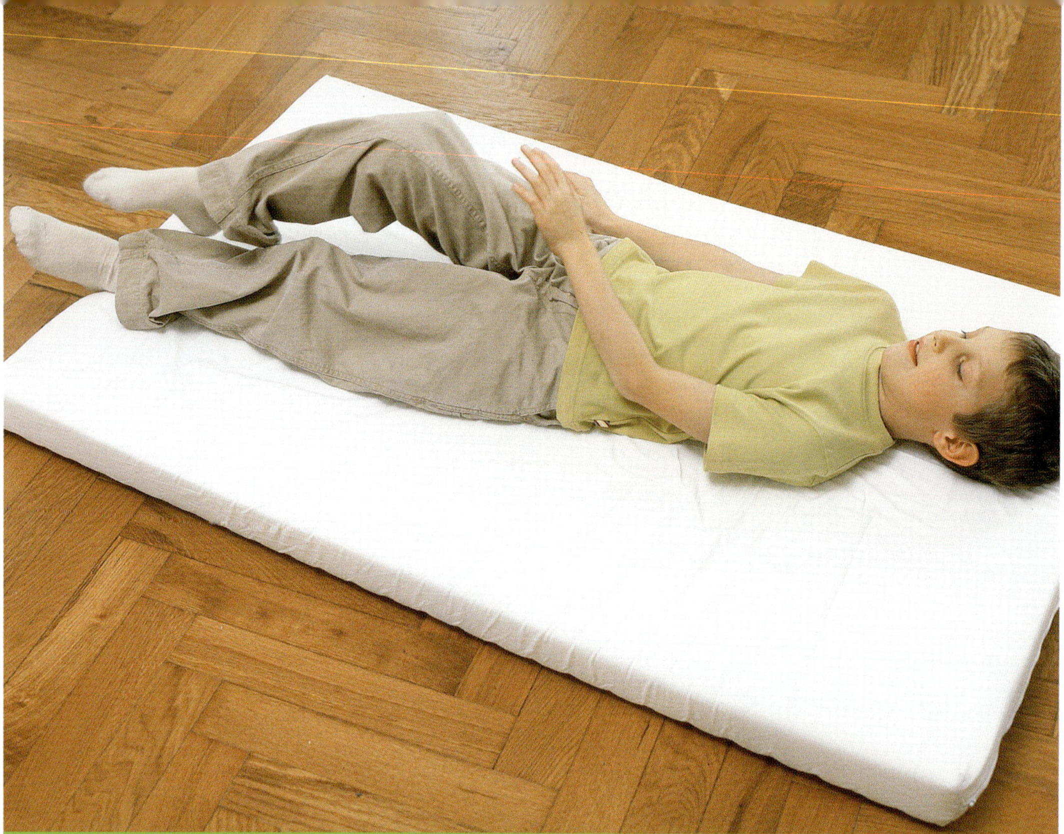

Die Übungen der Pädagogischen Kinesiologie

Natürlich braucht Ihr Kind beim Üben besonders anfangs noch Ihre Unterstützung und Anleitung, doch Sie sollten sich dabei immer nach seinen Bedürfnissen richten. Passen Sie sich zum Beispiel bitte dem Tempo Ihres Kindes an. Üben Sie außerdem nur so lange, wie es ihm Spaß macht. Ganz wichtig ist auch: Machen Sie die Übungen beim ersten Mal unbedingt in der angegebenen Reihenfolge (siehe rechte Seite) – denn nur so ist es möglich, die Blockaden gezielt und wirkungsvoll aufzulösen.

Schrittweise zum Erfolg

Das folgende Übungsprogramm ist in kleine Schritte aufgeteilt, die alle aufeinander aufbauen:

1 Beginnen Sie mit dem Auflösen von Rechts-links-Blockaden durch die Dennison-Lateralitäts-Bahnung (siehe Seite 71). Hierbei wird vor allem mit Überkreuz- und Parallelbewegungen gearbeitet. Wenn Sie im Folgenden zu einer neuen Übungseinheit übergehen, machen Sie als Einleitung immer die einfache Überkreuzbewegung oder eine Variante davon.

2 Im nächsten Schritt lösen Sie mit dem Schwerkraftgleiter (siehe Seite 76) Oben-unten-Blockaden auf.

3 Die Überkreuzbewegung nach hinten, der Schuhplattler (siehe Seite 78), hilft bei Vorne-hinten-Blockaden.

4 Mit der Seitigkeitsverankerung (siehe Seite 79) trainiert Ihr Kind die Unterscheidung von rechts und links und bekommt eine Vorstellung der beiden Seitigkeiten. Diese Fähigkeit braucht es zum Schreiben, Lesen und Rechnen.

5 Mit den Schreibübungen (siehe ab Seite 80) wird das Malen von Kreisen, Schleifen und Liegenden Achten geübt und so dieses Können in die Praxis umgesetzt.

6 Danach sind die Energieübungen an der Reihe: Der Muntermacher (siehe Seite 82) bringt Denken und Sehen auf Vordermann, die Denkmütze (siehe Seite 84) die Ohren. Beide Übungen entspannen und erhöhen das allgemeine Energieniveau, was sich positiv auf alle Lebensfunktionen auswirkt.

7 Elefant (siehe Seite 85) und Genießer (siehe Seite 86) haben eine positive Wirkung auf alle schulischen Fertigkeiten. Üben Sie beide zusammen an mehreren Tagen, bis Ihr Kind sie beherrscht.

8 Der Abbau von emotionalem Stress mit den Übungen Emotionale Stressreduktion (ESR, siehe Seite 89) und Kopfhalten (siehe Seite 91) ist der nächste Schritt. Sie sollten pro Tag jeweils nur eine Übung machen und Ihr Kind langsam mit der entspannenden, befreienden Wirkung dieser Techniken bekannt machen.

9 Die Lernübungen Blitzwort (siehe Seite 92) und Rechenkünstler (siehe Seite 95) können Sie nach Bedarf gezielt einsetzen. Voraussetzung ist, dass Ihrem Kind alle vorigen Übungen vertraut sind.

SCHRITT FÜR SCHRITT

Gibt es bei einzelnen Übungen Schwierigkeiten, gehen Sie zum ersten Schritt der Übung zurück. Wiederholen Sie die Übungen an aufeinanderfolgenden Tagen, bis Ihr Kind sie gut beherrscht. Loben Sie es immer für das, was es schon kann. Dann wird Ihr Kind sicher bald von sich aus üben.

Rechts-links-Blockaden lösen

Die folgende Übung ist sehr wichtig. Sie muss am Anfang des Übungsprogramms stehen, denn sie bildet die Grundlage für alle weiteren. Um Ihnen das Üben zu Hause so einfach wie möglich zu machen, haben wir sie leicht vereinfacht. Ihr Kind lernt zuerst die Überkreuz- und dann die Parallelbewegung von Armen und Beinen kennen. Zusätzlich wird geübt, die Augen entweder in einer bestimmten Position ruhen zu lassen oder gezielt zu bewegen.

Die Gehirnhälften in Einklang bringen

Die Überkreuzbewegungen der Dennison-Lateralitäts-Bahnung lösen Blockaden in der Rechts-links-Dimension auf, indem sie beide Gehirnhälften zu gleichzeitigem Arbeiten anregen. Sehen, Hören und Denken werden wieder ungehindert möglich.

TIPP

Die Dennison-Lateralitäts-Bahnung ist besonders hilfreich für gemischte Links- und Rechtshänder (siehe Seite 46), die relativ oft zu einer Rechts-links-Blockade neigen.

Hilfe beim Schreiben und Rechnen

Beim Überkreuzen überschreitet Ihr Kind ständig die Mittellinie, was sich besonders positiv aufs Schreiben auswirkt. Die Schreibschwünge von links nach rechts und umgekehrt werden leichter, das Schriftbild wird gleichmäßiger, die Schrift flüssiger. Wenn Ihr Kind bei der Übung zusätzlich die Augen bewegt, lernt es, sich eine Vorstellung von Zahlen, Buchstaben und Wörtern zu machen, denn durch die wechselnden Augenstellungen werden bestimmte Gehirnfunktionen aktiviert. Im blockierten Zustand blicken die Augen oft in die falsche Richtung, was Rechtschreibung und Kopfrechnen erschwert.

Verbessertes Körpergefühl

Ein weiterer Vorteil dieser Übung: Wenn Augen, Ohren und Körper gut zusammenarbeiten, verbessert sich auch das Körpergefühl. Dadurch gewinnt Ihr Kind an Sicherheit bei sportlicher Betätigung wie Laufen, Radfahren, Schwimmen oder Klettern. Wer seinen Körper beherrscht, ist bei allen Tätigkeiten automatisch genauer. Davon profitieren aber nicht nur die sportlichen und handwerklichen Fähigkeiten, sondern auch die Koordination von Schreibhand und Augen, was besonders fürs Schreiben wichtig ist.

Die Dennison-Lateralitäts-Bahnung

Alle folgenden sechs Übungsschritte bauen aufeinander auf, Ihr Kind sollte sie in der hier angegebenen Reihenfolge üben.

Die einfache Überkreuzbewegung

- Ihr Kind steht aufrecht und entspannt. Die Arme lässt es dabei locker an den Seiten herunterhängen.
- 1 Jetzt hebt es das rechte Bein nach vorn an und berührt das Knie mit der linken Hand.
- Danach setzt es das Bein ab, den linken Arm lässt es locker fallen.
- Nun hebt Ihr Kind das linke Bein an und berührt das linke Knie mit der rechten Hand. Beim Absetzen des Beines lässt es den rechten Arm locker fallen.
- Lassen Sie Ihr Kind beide Überkreuzbewegungen abwechselnd, in gleichmäßigem Rhythmus und locker üben, bis sie wie von selbst gehen.

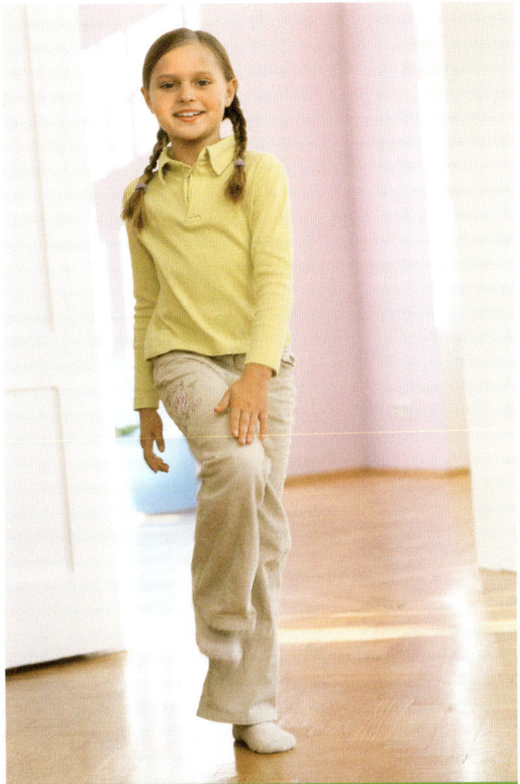

1

Überkreuzbewegung mit nach oben gerichteten Augen

Im zweiten Übungsschritt kommen nun die Augen ins Spiel.

- Ihr Kind macht wieder die einfache Überkreuzbewegung. Dabei hält es den Kopf gerade und blickt, ohne ihn zu bewegen, nach oben. Die Augen sind entspannt in der Mitte. Die Blickrichtung darf nicht unangenehm oder schmerzhaft sein.
- Lassen Sie Ihr Kind auch diese Variante so lange wiederholen, bis das Überkreuzen mit der nach oben gerichteten Augenstellung mühelos klappt.

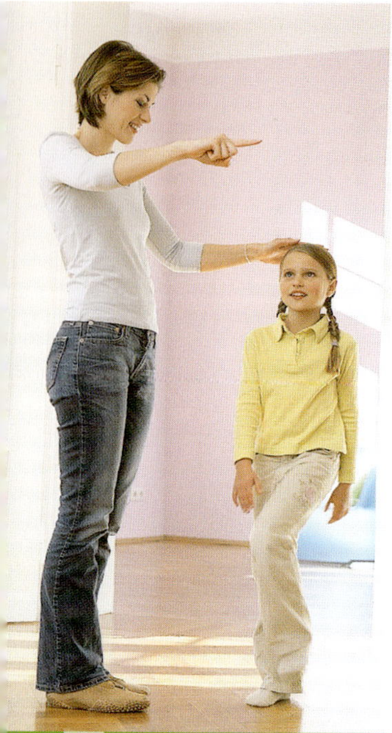

1

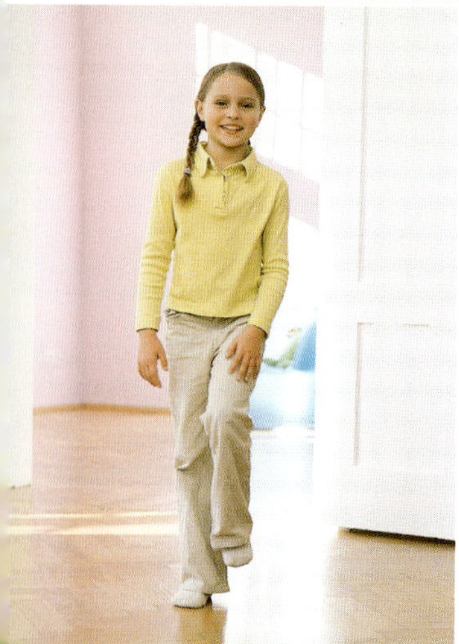

2

Hilfestellung geben

Falls Ihr Kind bei der einfachen Überkreuzbewegung Schwierigkeiten hat, nach oben zu schauen, können Sie ihm dabei eine ganz kleine Unterstützung geben:

1

- Stellen Sie sich vor Ihr Kind. Die Fingerspitzen einer Ihrer Hände legen Sie sanft auf seinen Kopf. Das hilft ihm, den Kopf gerade zu halten und nicht mit dem Kopf den Augenbewegungen zu folgen.
- Mit der anderen Hand zeigen Sie etwas nach oben und helfen Ihrem Kind so, den Blick entspannt nach oben zu richten und eine Weile dort zu halten.

Einfache Parallelbewegung

Die nun folgende einfache Parallelbewegung ist der dritte Übungsschritt. Diesmal werden jedoch jeweils der Arm und das Bein der gleichen Seite bewegt.

2

- Ihr Kind hebt das linke Bein nach vorn an und berührt sein Knie dabei mit der linken Hand.
- Dann wird das Bein wieder abgesetzt; der Arm wie beim ersten Übungsschritt locker nach unten fallen gelassen.
- Nun hebt Ihr Kind das rechte Bein an und berührt sein Knie mit der rechten Hand. Beim Absetzen des Beines lässt es den Arm wieder locker fallen.
- Lassen Sie Ihr Kind diese Bewegungsfolge locker im Wechsel üben, bis sie mühelos geht.

Parallelbewegung mit nach unten gerichteten Augen

Auch bei der Parallelbewegung werden nun im vierten Schritt die Augen dazugenommen.

3 › Ihr Kind macht wieder die einfache Parallelbewegung. Dabei richtet es den Kopf gerade nach vorn und blickt, ohne den Kopf zu senken, entspannt nach unten. Die Augen stehen wieder in der Mitte.

› Eine Hilfestellung ist in der Regel nicht nötig; Sie können aber auch als »Blickfang« ein Stofftier oder ein kleines Kissen in entsprechendem Abstand auf den Boden legen.

› Wiederholen Sie die Übung, bis sie Ihrem Kind ganz leicht fällt.

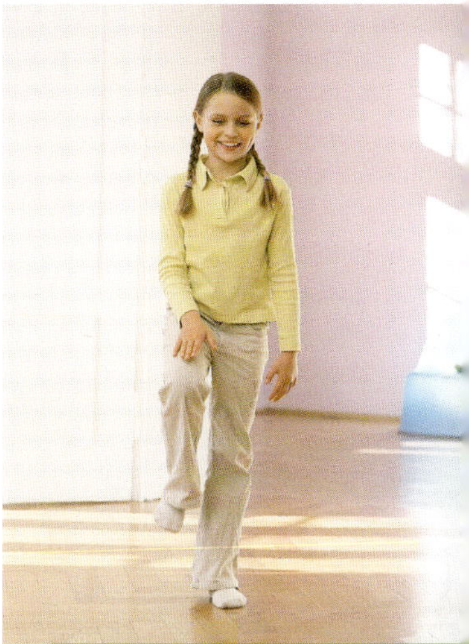

3

Überkreuz- oder Parallelbewegung mit Augenkreisen

Wenn Ihr Kind die bisherigen Übungen selbstständig ausführt, können Sie sie durch Augenkreisen erweitern. Dabei sollen die Augen gleichmäßig rund laufen, ohne zu springen.

› Ihr Kind macht die einfache Überkreuz- oder die Parallelbewegung. Den Kopf richtet es gerade nach vorn und lässt die Augen kreisen; die Richtung ist egal, doch ein Wechsel tut gut.

› Wiederholen Sie dies, bis Ihr Kind es als einfach empfindet.

4 › Als Hilfestellung können Sie sich vor Ihr Kind stellen und mit dem Finger kleine Kreise beschreiben, denen der Blick Ihres Kindes folgt.

› Machen Sie zum Abschluss noch einmal die einfache Überkreuzbewegung.

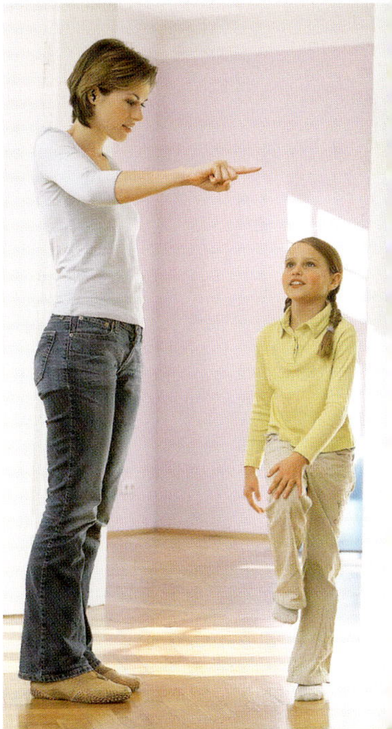

4

Die sechs Schritte der Dennison-Lateralitäts-Bahnung

Hier im Überblick noch einmal die sechs Übungsschritte:

1 Die einfache Überkreuzbewegung.
2 Die Überkreuzbewegung mit Augenstellung nach oben.
3 Die einfache Parallelbewegung.
4 Die Parallelbewegung mit Augenstellung nach unten.
5 Die Überkreuz- und Parallelbewegung mit Augenkreisen.
6 Abschließend nochmals die einfache Überkreuzbewegung.

So üben Sie richtig

Damit sich das Bewegungsmuster dieser Übungsfolge stabilisiert, sollte Ihr Kind etwa eine Woche lang die sechs Übungsschritte (als sechster Schritt wird die Wiederholung der einfachen Überkreuzbewegung am Schluss gezählt, siehe oben) dreimal täglich etwa fünf Minuten lang üben. Grundsätzlich ist es besser, öfter und kürzer zu trainieren, als selten und lange.

Nach Ablauf einer Woche genügt es, wenn Sie mit Ihrem Kind die einfache Überkreuzbewegung nur noch bei Bedarf wiederholen, also zum Beispiel beim Auswendiglernen von Text oder beim Wörterlernen, beim Einmaleinslernen und Kopfrechnen.

Ist die Rechts-links-Blockade Ihres Kindes erst einmal aufgelöst, aktiviert die einfache Überkreuzbewegung immer wieder automatisch die für alle Denkaufgaben richtige Blickrichtung. Die einfache Überkreuzbewegung empfiehlt sich deswegen auch als Einstimmung auf die Schule oder auf die Hausaufgaben.

Wenn Sie jedoch den Eindruck haben, dass die Bewegungen Ihres Kindes wieder verkrampft sind, sollten Sie mit ihm alle sechs Schritte der Dennison-Lateralitäts-Bahnung (siehe Seite 71) wiederholen. Solche Verspannungen erkennen Sie daran, dass Ihr Kind die Arme angewinkelt hält, die Schultern hochzieht oder seinen Oberkörper vorbeugt.

GU-ERFOLGSTIPP

LANGSAME BEWEGUNGEN

Je langsamer Ihr Kind die Bewegungsübungen macht, desto besser ist es. Verwenden Sie dabei ruhig das Wort »Zeitlupentempo«. Ihr Kind wird feststellen, dass die Bewegungen noch mehr Spaß machen, wenn sie langsam ausgeführt werden – weil dadurch ein schauspielerisches Element dazukommt. Außerdem werden die langsamen Bewegungen besser im Gehirn verankert, denn es erkennt sie so eher als wichtig.

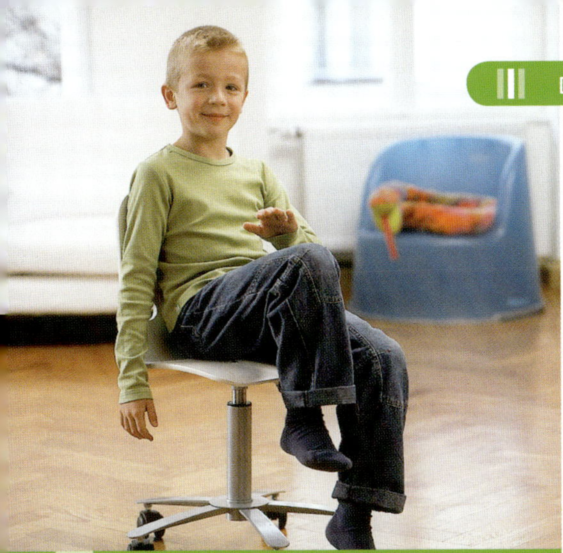
1

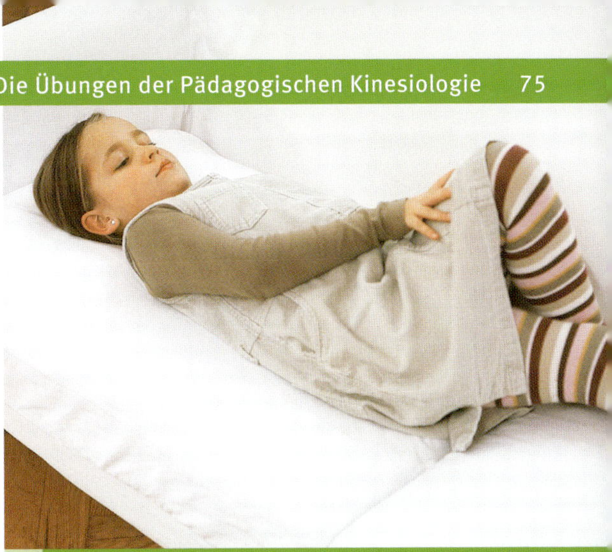
2

Varianten: Überkreuzen einmal anders

Die einfache Überkreuzbewegung lässt sich ein wenig abwandeln, damit es Ihrem Kind nicht langweilig wird.

1 › Überkreuzen geht auch im Sitzen.

2 › Im Liegen lässt sich die Übung ebenfalls durchführen.

3 › Eine weitere Variante ist das zur Seite genommene Bein. Es kann auch nach hinten gestreckt werden, oder Ihr Kind »marschiert«.

› Bei der Übung kann Ihr Kind Musik hören oder singen. Seiner Fantasie sind keine Grenzen gesetzt. Lassen Sie es selbst entscheiden, welche Varianten es ausprobiert, denn die Übungen sollen vor allem Spaß machen.

› Die Bewegung soll aber immer gegengleich bleiben, also immer rechten Arm und linkes Bein, linken Arm und rechtes Bein gleichzeitig bewegen.

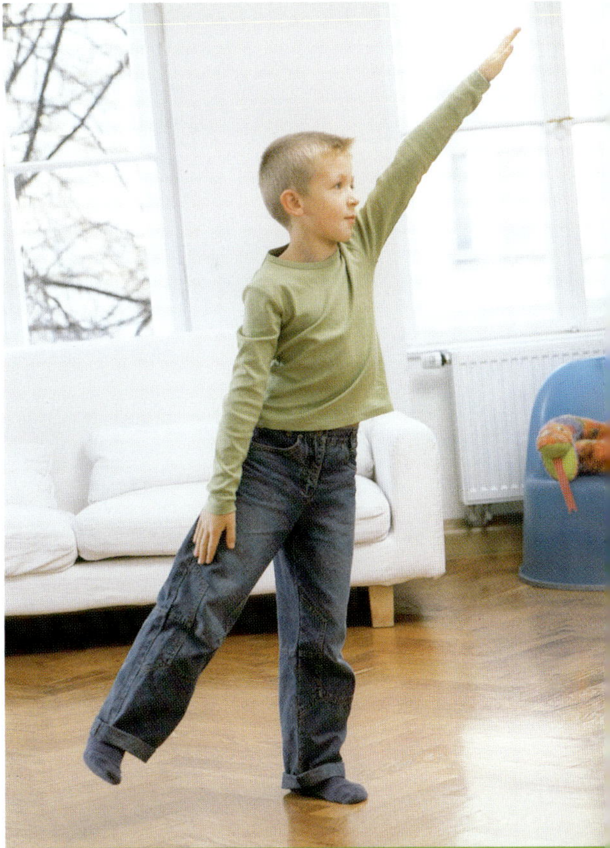
3

Oben-unten-Blockaden lösen

Die folgende Übung löst Oben-unten-Blockaden auf und ermöglicht dadurch Ihrem Kind, dass Fühlen und Denken, also Herz und Verstand, wieder in Verbindung treten. Dieser Gleichklang ist wichtig, denn alles, was mit innerer Beteiligung, also mit Gefühl, gelernt wird, bleibt besser in Erinnerung.

Der Schwerkraftgleiter

Durch die Grundstellung, das Überkreuzen der Beine, werden alle für die Körperbalance wichtigen Muskeln angeregt. Da Körpergleichgewicht und seelisches Gleichgewicht miteinander verbunden sind und einander beeinflussen, gibt die Übung Stabilität, Selbstsicherheit, Vertrauen und Zuversicht. Darüber hinaus entspannt der Schwerkraftgleiter die Hüft- und Beckenregion, wodurch sich die Körperhaltung Ihres Kindes im Sitzen und Stehen verbessert.

1

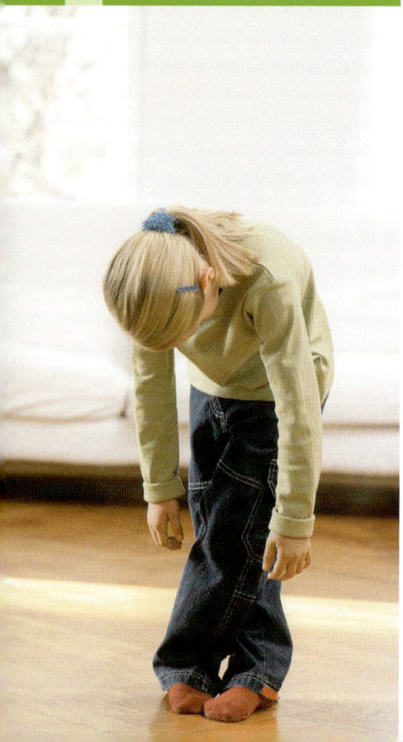

2

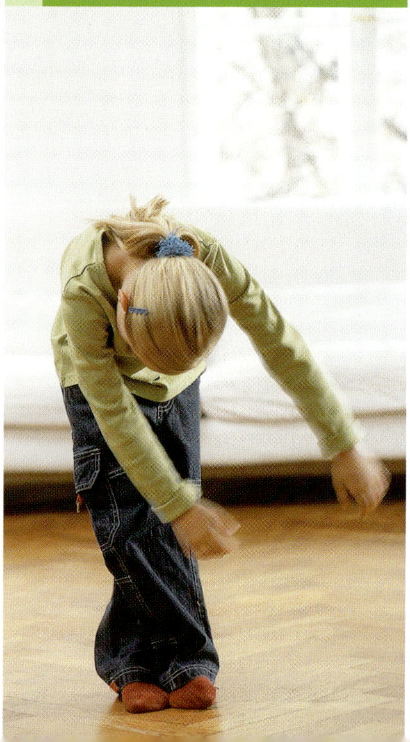

3

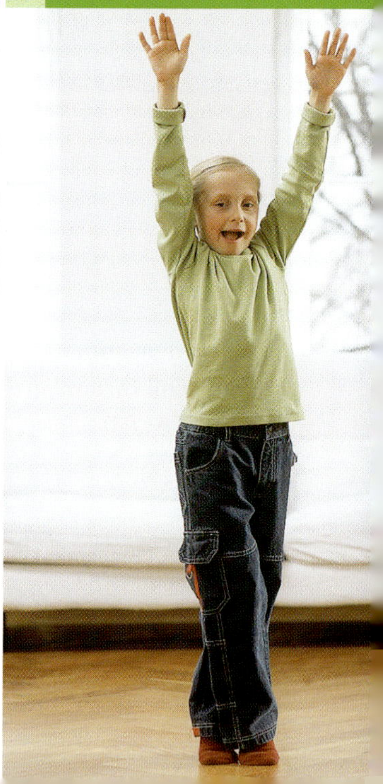

Beine überkreuzen und pendeln

› Ihr Kind überkreuzt im Stehen seine Beine. Welches Bein vorn oder hinten steht, spielt dabei zunächst keine Rolle, wichtig ist vor allem ein sicherer Stand.

1 › Nun beugt Ihr Kind den Oberkörper langsam nach vorn. Die Arme hängen locker nach unten. Achten Sie darauf, dass die Knie nie ganz durchgedrückt sind.

2 › Jetzt wird mit der eigenen Schwerkraft gespielt: Ihr Kind pendelt mit dem Oberkörper und den Armen locker hin und her, rauf und runter.

› Arme und Oberkörper machen dabei Bewegungen in dieselbe Richtung und werden auf diese Weise eine Einheit, ein selbstständiger Teil des Körpers.

3 › Schließlich richtet sich Ihr Kind wieder auf und streckt sich kräftig nach oben.

› Lassen Sie Ihr Kind jeweils einmal mit beiden Fußstellungen üben: Das Bein, das beim ersten Mal vorn war, ist beim zweiten Durchgang hinten.

So geht es weiter

Machen Sie mit Ihrem Kind einmal die gesamte auf dieser Doppelseite gezeigte Übungsfolge – zur Entspannung nach der Schule oder vor den Hausaufgaben.

Vor allem kleinere Kinder haben anfangs zumeist noch Schwierigkeiten, bei der Übung die Balance zu halten. Stellen Sie sich in diesem Fall hinter Ihr Kind und stabilisieren Sie sein Becken mit beiden Händen, indem Sie es links und rechts etwas halten. Die Berührung soll Ihrem Kind einfach die Gewissheit geben, dass Sie da sind und es falls notwendig halten können. So fühlt Ihr Kind sich bei der Übung sicherer, es verkrampft nicht und kann sein Gleichgewicht trainieren. Zum Zeitpunkt der Einschulung sollte der Körpergleichgewichtssinn Ihres Kindes allerdings voll ausgebildet sein, und es sollte dann keine größeren Schwierigkeiten mehr mit der Übung haben.

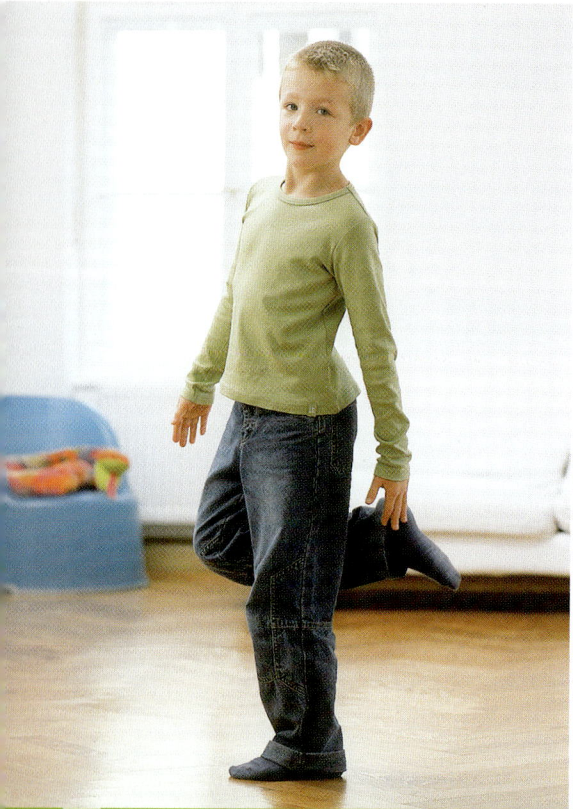

1

Vorne-hinten-Blockaden lösen

Schaltet Ihr Kind bei den Hausaufgaben oftmals einfach ab und starrt vor sich hin? Oder zappelt es bei Schularbeiten auf seinem Stuhl herum und kann sich nicht konzentrieren? Die folgende Bewegungsübung hilft, solche Vorne-hinten-Blockaden aufzulösen.

Die Überkreuzbewegung nach hinten

Diese Übung schafft ein Gleichgewicht zwischen Konzentration (also dem »Nahdransein« an einem Thema) und der Entspannung (also dem »Weitwegsein«). Am besten üben Sie mit Ihrem Kind, wenn sich das entsprechende Problem gerade zeigt, oder als Pause während der Hausaufgaben.

»Schuhplattler«

Der Bewegungsablauf dieser Übung erinnert an einen bayerischen Schuhplattler:

- In der Ausgangsposition steht Ihr Kind aufrecht, aber ganz entspannt und lässt die Arme locker nach unten hängen.
- Jetzt winkelt es die Beine abwechselnd nach hinten zum Po hin an.
- 1 Dabei berührt es die linke Ferse mit der rechten Hand und umgekehrt.
- Die Vorne-hinten-Blockade ist aufgelöst, wenn der Schuhplattler wie von selbst geht, ohne dass Ihr Kind noch über den Bewegungsablauf nachdenken muss. Wenn es Lust dazu hat, kann es ihn dann auch mal mit Musik probieren.

DREI AUF EINEN STREICH

Alle drei möglichen Denkblockaden (rechts-links, vorne-hinten, oben-unten) können Sie auf einen Streich lösen, wenn Sie

- die einfache Überkreuzbewegung (oder eine Variante davon),
- den Schwerkraftgleiter und
- den Schuhplatter unmittelbar nacheinander üben.

Rechts und links unterscheiden

Verwechselt Ihr Kind oft rechts und links? Mit dieser Übung wird es sicherer in der Unterscheidung der Seitigkeiten.

Die Seitigkeitsverankerung

Die Seitigkeitsverankerung ist eine Technik aus dem Neurolinguistischen Programmieren. Ein Anker (siehe Seite 66) hilft dabei, rechts und im Gegensatz dazu links zu erkennen, indem das Bewusstsein für die Seitigkeiten hergestellt wird. Das ist besonders wichtig fürs Schreiben und Rechnen. Der Anker besteht bei der folgenden Übung aus dem Wort »links« und der Berührung.

Schulter berühren und »links« sagen

2 › Berühren Sie Ihr Kind leicht an der linken Schulter und fordern Sie es dabei auf, laut »links« zu sagen. Wiederholen Sie diesen Ablauf dreimal.

3 › Im zweiten Schritt setzt Ihr Kind nun selbst den Anker: Es legt seine rechte Hand auf seine linke Schulter und sagt dreimal laut »links«.

› Diese Verankerung wirkt normalerweise sofort. Sie sollten die Übung aber zur Festigung mehrere Tage lang einmal täglich wiederholen.

› Auch nebenbei können Sie immer wieder einmal ganz spielerisch mit Ihrem Kind üben: Wenn es an Ihnen vorbeiläuft, klopfen Sie ihm leicht auf die linke Schulter, und es sagt »links«.

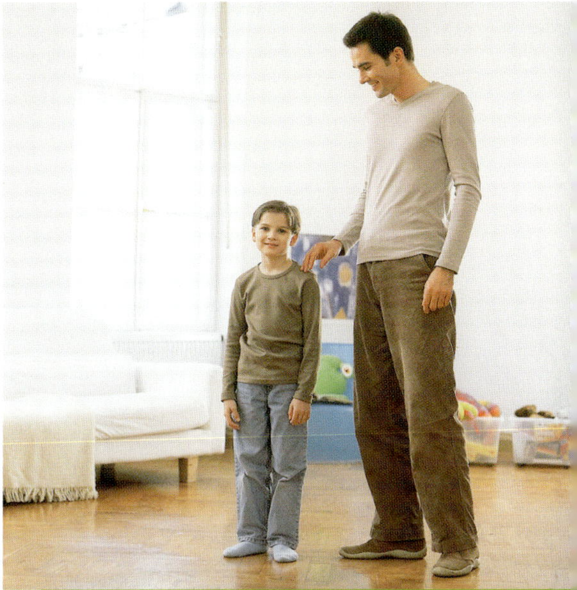
2

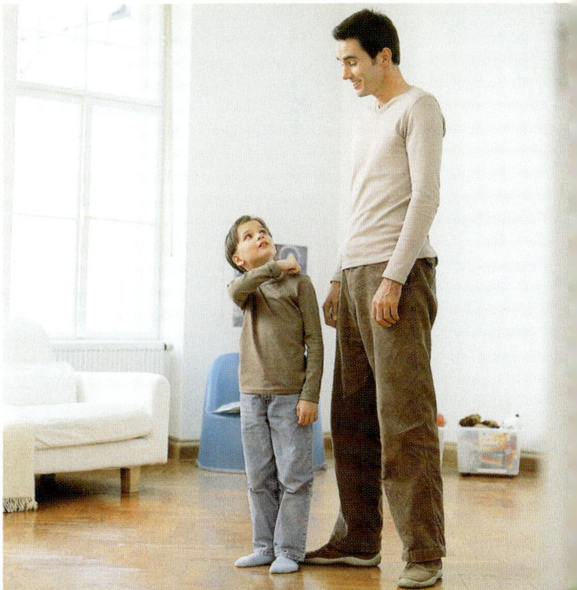
3

Schreibübungen: Kreise & Co.

Die Übungen »Kreise, Schleifen und Achten malen« sind Schreibübungen, die Ihrem Kind helfen, die Bewegung von Schreibhand und Augen aufeinander abzustimmen, was eine Verbesserung des Schriftbilds mit sich bringt. Machen Sie die Übungen in der angegebenen Reihenfolge, denn sie bauen aufeinander auf. Wenn Ihr Kind eine Übung schon beherrscht, können Sie sofort zur nächsten übergehen. Falls Sie merken, dass Ihr Kind müde ist, setzen Sie es nicht unter Druck, sondern warten Sie einen günstigeren Zeitpunkt ab. Für diese Übungsfolge benötigen Sie nur liniertes Papier und Buntstifte – und natürlich etwas Zeit.

Kreise malen

Die Kreise kennen Sie bereits von den Tests (siehe ab Seite 54). Ihr Kind übt dabei die Grundbewegung des Schreibens, nämlich den Richtungswechsel von links nach rechts und umgekehrt.

Kreise mit Richtungswechsel

1

- Fordern Sie Ihr Kind auf, einen beliebigen Kreis zu malen. Achten Sie darauf, ob er nach links oder rechts gemalt wird, denn daran erkennen Sie die Richtung, die noch geübt werden muss.
- Machen Sie Ihrem Kind den Richtungswechsel durch genaue Angaben deutlich, zum Beispiel so: »Male den Kreis weg von der Wand/ Male ihn zum Fenster hin.«
- Wenn Ihr Kind die Aufgabe nicht allein bewältigen kann, führen Sie ihm die Hand so lange, bis die Bewegung ohne Hilfe klappt.

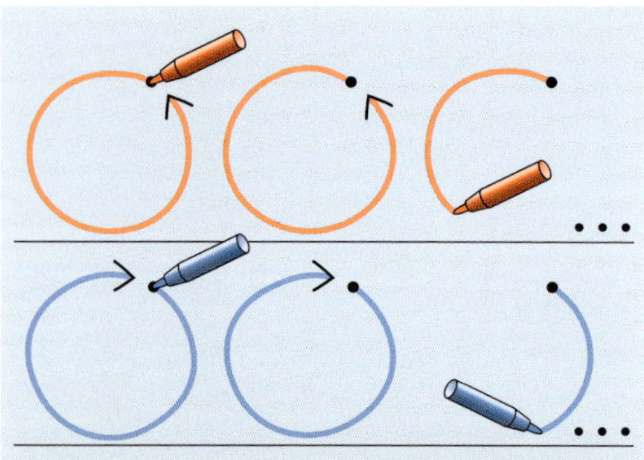
1

Tipp: In der Regel können Kinder Kreise zuerst nach links malen. Der Kreis nach rechts kommt später dazu. Wenn er gelingt, ist das ein Merkmal dafür, dass Ihr Kind sich geistig und körperlich im zweidimensionalen Raum bewegen und Unterscheidungen treffen kann.

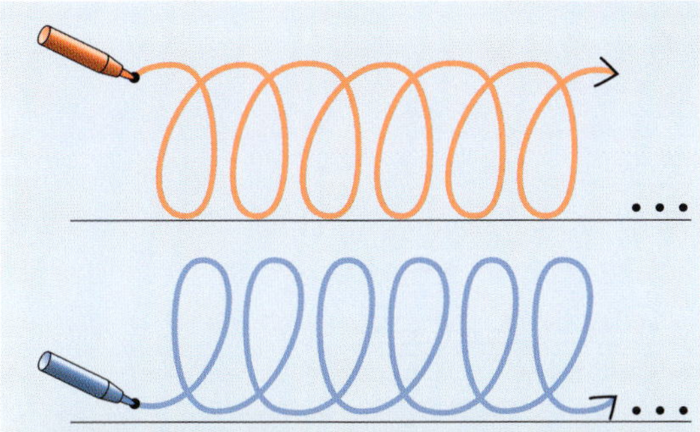
2

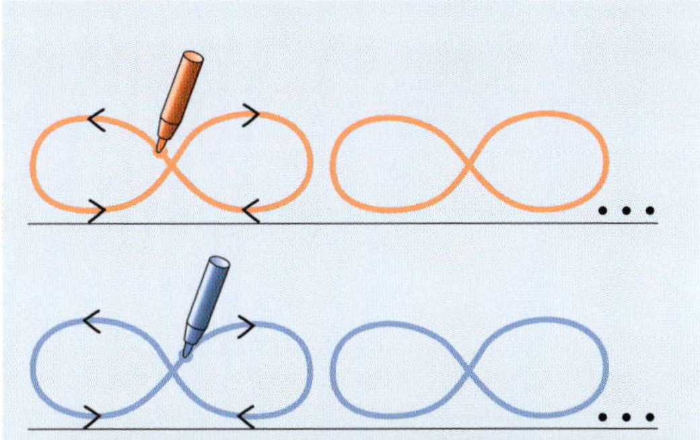
3

Schleifen malen

2 › Schleifen sind die Basisfiguren vieler Buchstaben in der Schreibschrift – etwa beim kleinen e, g, f oder h.

› Bitten Sie Ihr Kind, eine Schleife zu malen. Achten Sie darauf, in welche Richtung Ihr Kind den Stift führt.

› Fordern Sie es dann auf, die Schleifen in die andere Richtung zu malen. Machen Sie auch hier durch genaue Angaben wie »Male zur Tür hin« deutlich, was Sie meinen.

› Führen Sie falls nötig so lange die Hand Ihres Kindes, bis die Schleifen in beide Richtungen flüssig und sicher gelingen.

Liegende Achten malen

3 › Die Liegende Acht kombiniert die Bewegungen von Kreis und Schleife in beide Richtungen und ist die Grundlage für lockeres, flüssiges Schreiben. Sie trainiert die Fähigkeit, rechtes und linkes Sehfeld zu koordinieren – eine Voraussetzung zum Lesen.

› Malen Sie Ihrem Kind eine Liegende Acht als Vorlage.

› Nun malt es von der Mitte aus nach oben zielend die Acht nach. Unwichtig ist, welche Seite zuerst gemalt wird.

› Hat Ihr Kind Schwierigkeiten, malen Sie ihm die Acht nochmals vor und versehen sie mit Pfeilen wie auf dem Bild.

› Falls dies nicht reicht, führen Sie Ihrem Kind die Hand. Malen Sie gemeinsam von der Mitte aus nach oben – so lange, bis Ihr Kind die Bewegung locker und ohne Hilfe beherrscht.

GU-ERFOLGSTIPP

PROBLEME EINFACH ABSCHALTEN

Die Liegende Acht ist wie ein Knopf, den man drücken kann, wenn es Probleme beim Lesen und Schreiben gibt. Vermitteln Sie Ihrem Kind, wann es diesen »Knopf« selbstständig einsetzen kann: etwa wenn es den Stift zu stark aufdrückt, wenn die Schreibhand müde ist oder die Schrift kleiner wird.

Energieübungen

In der chinesischen Energielehre arbeitet man seit jeher mit dem Begriff der Energieleitbahnen im Körper, Meridiane genannt, auf denen spezielle Energiepunkte liegen (siehe Seite 9, 10 und 66). Werden diese Punkte berührt, lösen sich Blockaden, und die Lebensenergie kann wieder frei fließen. Diese Phänomene können nach dem heutigen Forschungsstand ganz neu erklärt werden. Die Pädagogische Kinesiologie greift dazu auf neueste neurologische Erkenntnisse zurück, die den Kommunikationsablauf zwischen Gehirn und Körper verdeutlichen.

Der weltbekannte Gehirnforscher Antonio Damasio hat nachgewiesen, dass der Körper eine Art »Landschaft für Gefühle« darstellt: Berührt man eine bestimmte Körperstelle – in der Energielehre Energiepunkt genannt –, wird die Empfindung, also die Information, mit der dieser Punkt besetzt ist, an das Gehirn zurückgemeldet. Diese Festlegung geschieht automatisch, sie kann aber auch wieder aufgelöst werden. In bestimmten Situationen, zum Beispiel vor Prüfungen, werden ebenfalls Gefühlsinformationen vom Gehirn abgerufen. Diesen Prozess kann man direkt beeinflussen, indem man dem Gehirn in der Stresssituation durch die Berührung bestimmter Energiepunkte positive Gefühlsinformationen zuspielt. Das Gehirn kann dadurch eine neue, positiv geprägte Verknüpfung von Situation und Empfindung aufbauen und diese später in ähnlichen Situationen immer wieder abrufen.

Die Pädagogische Kinesiologie arbeitet dabei mit Energiepunkten, die erfahrungsgemäß eine ausgleichende, stärkende und harmonisierende Wirkung haben. Indem Ihr Kind also diese Energiepunkte auf der »Landkarte« seines Körpers stimuliert, unterstützt es das Gehirn bei seiner Arbeit.

TIPP

Seien Sie nicht beunruhigt, wenn die Energiepunkte am Anfang noch etwas empfindlich sind – die Berührung ist noch ungewohnt. Nach einigen Tagen lässt dieses Gefühl nach, und Sie können beide die Übung genießen.

Der Muntermacher

Verhaltensbiologische Untersuchungen am Max-Planck-Institut ergaben, dass nicht nur das Ohr, sondern auch die Nieren als Gleichgewichtsorgan helfen, die Balance zu halten. Die folgende erste Energieübung steht für das Gefühl des inneren Gleichgewichts.

Die Muntermacher-Übung schaltet Augen und Gehirn an und belebt den gesamten Organismus. Sie entspannt die Augen und erhöht die Aufmerksamkeit, verbessert also die Bereitschaft und die Fähigkeit, Informationen aufzunehmen, zu verarbeiten und diese auch zu behalten. Die Übung hilft Ihrem Kind, wenn die Schule (zu) viel fordert: wenn die Augen überanstrengt sind, sich das Lesen verschlechtert oder die Vorstellungskraft für Zahlen, Buchstaben und Wörter nachlässt. Darüber hinaus hilft sie, die beiden Körperseiten auszubalancieren.

Muntermacher-Punkte massieren

- Bei dieser Übung braucht Ihr Kind unbedingt eine genaue Anleitung. Am besten machen Sie die Muntermacher-Übung immer beide gleichzeitig, und Sie korrigieren Ihr Kind, falls das notwendig ist. Dabei macht es keinerlei Unterschied, ob Sie im Sitzen oder im Stehen üben.

1

- Sie massieren beide mit Daumen und Zeigefinger der rechten oder der linken Hand sanft Ihre Muntermacher-Energiepunkte. Diese Energiepunkte liegen direkt unterhalb des Schlüsselbeins in dem weichen Gewebe, das rechts und links ans Brustbein angrenzt.
- Ihre freie Hand liegt dabei auf dem Bauchnabel.
- Massieren Sie die Muntermacher-Energiepunkte 20 bis 30 Sekunden lang. Dann wechseln Sie die Hände.
- Wiederholen Sie diese Übung vor oder bei den Hausaufgaben sowie immer dann, wenn Ihr Kind gestresst und unaufmerksam ist.

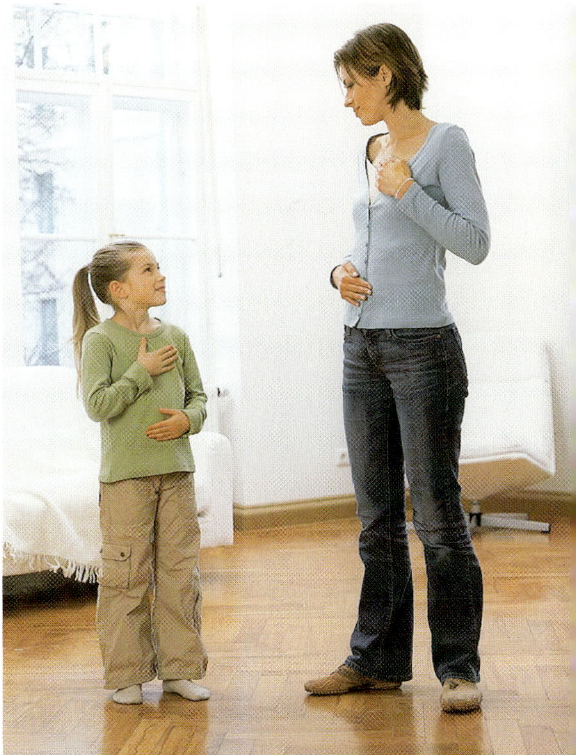

1

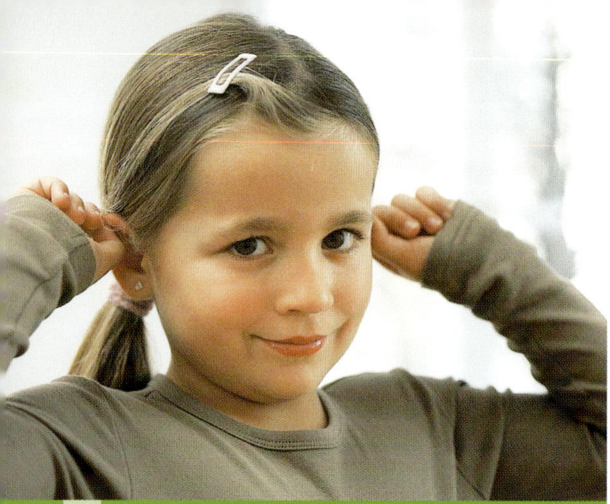

1

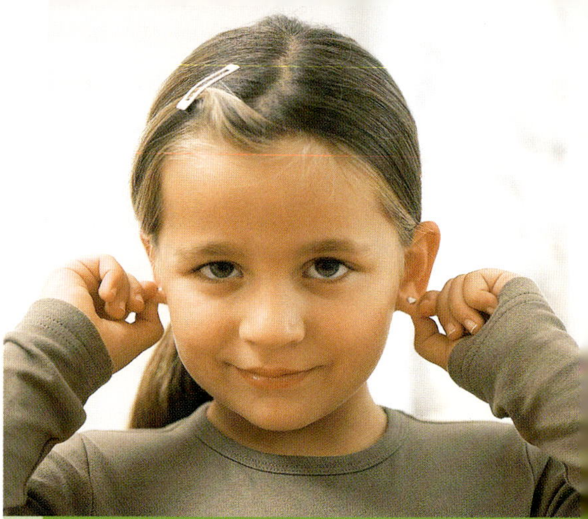

2

Die Denkmütze

Unsere Ohren sind häufig durch Lärm und Dauerberieselung mit Musik überfordert. Wir »schalten ab«, das Gehörte dringt nicht mehr ins Bewusstsein. Mit dieser zweiten Energieübung schalten Kinder beide Ohren einfach wieder an. Die Denkmütze stimuliert über 400 Energiepunkte am Außenohr, die mit wichtigen Gehirn- und Körperfunktionen in enger Verbindung stehen. Die sanfte Massage dieser Punkte erfrischt und entspannt, Ihr Kind kann wieder konzentriert zuhören und dadurch Informationen besser aufnehmen und speichern.

GU-ERFOLGSTIPP

DIE »DENKMÜTZE«!

Die »Denkmütze« ist eine prima Übung fürs Klassenzimmer: Weil viele Schüler ihre Ohren »abgeschaltet« haben, nehmen sie sich selbst nicht mehr gut wahr und sprechen immer lauter. Die Übung wirkt aber auch positiv, wenn Ihr Kind zu leise spricht, denn sie verbessert die Wahrnehmung der eigenen Person.

Ohrmuscheln massieren

- Im Stehen, Sitzen oder Liegen nimmt Ihr Kind den oberen äußeren Rand seiner Ohrmuschel kräftig zwischen Daumen und Zeigefinger, der Daumen liegt außen, der Zeigefinger auf der Innenseite der Ohrmuschel.

1
- Nun beginnt es oben langsam mit den Fingern zu kneten und massiert weiter den Ohrrand nach außen. Dabei werden die Ohren richtig auseinandergefaltet und »lang gezogen«.
- Die Ränder der Ohrmuscheln massiert Ihr Kind systematisch, Zug um Zug und langsam.

2
- Die Finger wandern von oben bis zu den Ohrläppchen und ziehen diese lang.
- Diesen Ablauf sollte Ihr Kind mindestens dreimal wiederholen.

Anregung und Entspannung

Die folgenden Übungen, Elefant und Genießer, wirken sich positiv auf alle Fertigkeiten aus, die Ihr Kind für die Schule braucht. Bei der ersten Übung trainiert es die Gleichzeitigkeit von Sehen, Hören und Bewegen, eine der Grundvoraussetzungen für problemloses Lernen. Außerdem stellt sich dabei ein entspanntes Körpergefühl ein. Auch die zweite Übung sorgt für Entspannung im Lernalltag und fördert die geistige Beweglichkeit. Ihr Kind sollte beide Übungen nacheinander am selben Tag machen.

Der Elefant

Der Elefant baut auf der Liegenden Acht auf. Bevor Ihr Kind also diese spielerische Übung macht, sollte es Liegende Achten malen können (siehe Seite 55). Mit dem Elefant übt Ihr Kind, mit beiden Ohren gleichzeitig zu hören. Außerdem stabilisiert es sein Sehfeld, das es vorher schon durch das Malen Liegender Achten erweitert hat. Diese Übung sorgt darüber hinaus für ein entspanntes Körpergefühl und hat eine verbesserte Körper-, Sitz- und Schreibhaltung zur Folge.

Mit dem Arm Achten malen

- Ihr Kind steht aufrecht und mit leicht gebeugten Knien. Jetzt streckt es seinen rechten Arm nach vorn, und zwar nur so hoch, dass es mit den Augen über den Arm hinaus ins Weite blicken kann.
- 3 Nun legt Ihr Kind den Kopf auf seine rechte Schulter und malt mit seinem »Elefantenrüssel«, dem ausgestreckten Arm, von der Mitte aus nach oben zielend eine Liegende Acht in die Luft. Der linke, nicht aktive Arm hängt dabei locker an der Seite herab. Die Augen folgen den Bewegungen des Armes. Sie sollten keinen bestimmten Punkt fixieren, weil Ihrem Kind sonst leicht übel werden kann.

3

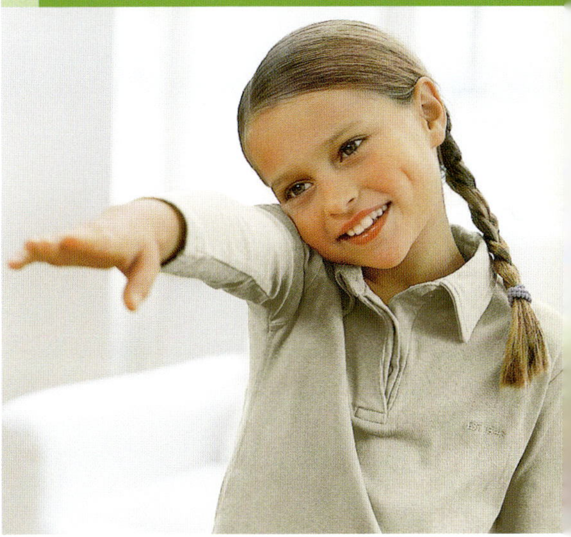

- Dann wechselt Ihr Kind den Arm: Der linke Arm wird jetzt zum »Elefantenrüssel«, den Kopf legt Ihr Kind auf seine linke Schulter, und seine Augen verfolgen nun wieder die fließenden Bewegungen des Armes in der Luft, ohne dabei einen bestimmten Punkt zu fixieren.
- Sie können Ihrem Kind das richtige Schauen bei dieser Übung zum Beispiel so erklären: »Stell dir vor, du hast einen Pinsel in der Hand und malst damit eine Liegende Acht an die gegenüberliegende Wand oder auf das Fenster.«
- Lassen Sie Ihr Kind so lange von der Mitte aus nach oben Liegende Achten mit dem Arm malen, bis es damit offensichtlich keine Mühe mehr hat und die Übung ganz selbstverständlich durchführen kann.
- Die Übung ist besonders effektiv, wenn Ihr Kind mit dem Körper mitschwingt.

Der Genießer

WICHTIG

Haben Sie Geduld! Der Übungserfolg stellt sich bei jedem Kind in unterschiedlicher Zeit ein. Gehen Sie immer nach dem Motto vor: Wir machen die Übungen so lange, bis sie wirken. Die Veränderungen zeigen sich zu gegebener Zeit – auf der körperlichen, psychischen, aber auch der geistigen Ebene.

Langes Sitzen in der Schule oder bei den Hausaufgaben beeinträchtigt nicht nur die gesamte Muskulatur Ihres Kindes, sondern setzt auch seine geistige Beweglichkeit herab. Der Genießer ist eine Partner-Massageübung, die sich positiv auf den gesamten Organismus und damit auch auf das Denken auswirkt. Zudem fördert sie ganz nebenbei die Nähe zwischen Ihnen und Ihrem Kind.

Beim Genießer entspannt sich die Nacken- und Schultermuskulatur Ihres Kindes, die durch langes Sitzen und Lesen oft verkrampft ist. Dadurch verbessert sich die Blutzirkulation, und das Gehirn wird besser mit Sauerstoff versorgt. Der Genießer erhöht die Konzentrations- und Merkfähigkeit und entspannt nach einem anstrengenden Schultag oder während der Hausaufgaben. Er wird von Kindern und Erwachsenen immer als sehr angenehm empfunden, und Sie können ihn nach Bedarf beliebig oft wiederholen.

Massieren und den Kopf bewegen

› Ihr Kind steht oder sitzt aufrecht und entspannt.

1 › Sie stehen hinter Ihrem Kind und massieren mit sanften, kreisenden Bewegungen seine Schulter- und Nackenmuskulatur.

2 › Während Sie massieren, dreht Ihr Kind seinen Kopf langsam und locker nach links und nach rechts. Im Drehen lässt es den Kopf jeweils leicht nach vorn fallen.

› Erinnern Sie Ihr Kind während der Übung immer wieder daran, langsam und tief durchzuatmen.

› Wiederholen Sie den Genießer mindestens dreimal. Die Übung ist aber so angenehm, dass Ihr Kind sicher auch mehrere Wiederholungen genießt.

› Vielleicht haben Sie und Ihr Kind ja Lust auf einen Rollentausch, und Sie werden zum Abschluss auch mal massiert!

1

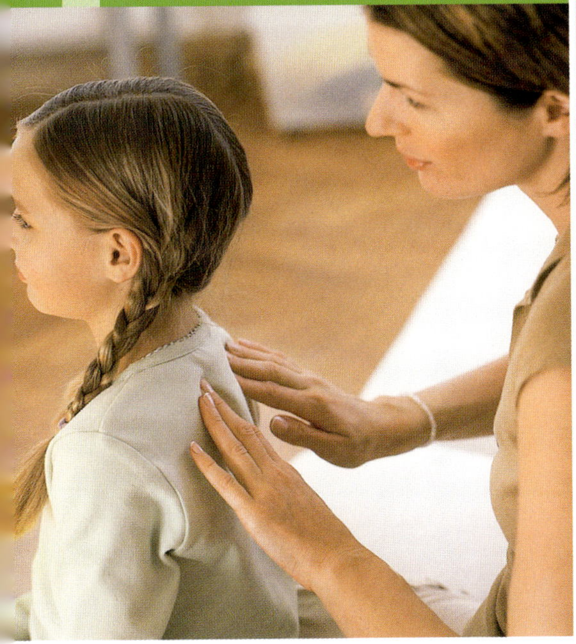

2

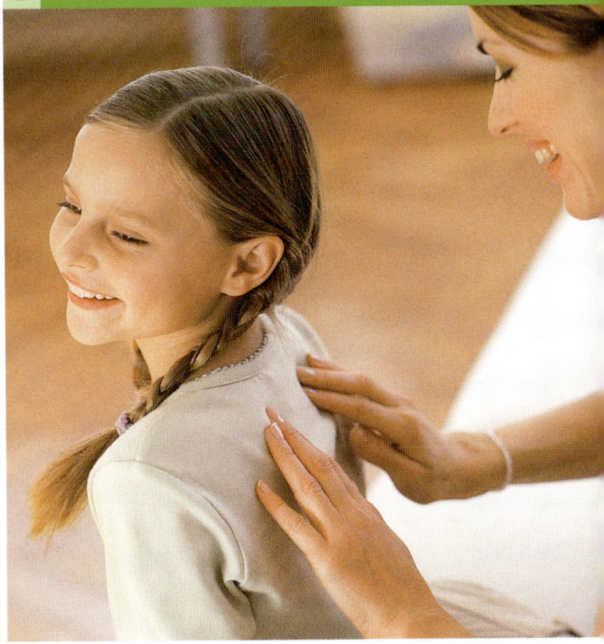

GU-ERFOLGSTIPP

EIGENWAHRNEHMUNG TRAINIEREN

Fordern Sie Ihr Kind auf, beim Halten der Stirnhöcker (siehe Übung Kopfhalten, Seite 91) seinem Puls in den Fingerkuppen beider Hände nachzuspüren. Je nachdem, ob das Thema, an das es gerade denkt, stressbesetzt ist oder nicht, reagiert der Puls dort unterschiedlich: Bei Stress wird er in den Fingern der rechten und linken Hand nicht im Gleichklang wahrgenommen. Kommt das Kind in einen stressfreien Zustand, etwa indem es sich an eine kinesiologische Übung erinnert, spürt es den Puls in den Fingerkuppen beider Hände im gleichen Rhythmus. So trainiert Ihr Kind seine Eigenwahrnehmung und erfährt ganz direkt die Wirkung der Übungen. Und es lernt, dass es selbst etwas für seine geistige Kondition tun kann.

Die Psyche ins Gleichgewicht bringen

Was können Sie tun, wenn Ihr Kind etwas bedrückt, es aber nicht mit Ihnen darüber spricht? Mit den beiden folgenden Übungen möchten wir Ihnen zwei Techniken vorstellen, die Ihrem Kind und Ihnen helfen, kleine Krisen und Sorgen besser zu bewältigen. Seien Sie aber bitte trotzdem nicht enttäuscht, wenn Ihr Kind sich nun nicht einfach allen Kummer von der Seele redet. Bitte denken Sie daran, dass Kinder ihre Empfindungen noch nicht so gut in Worte fassen können wie Erwachsene.

Gefühl und Vernunft verbinden

Die Stirnbeinhöcker, die bei der ersten Übung berührt werden, sind sogenannte neurovaskuläre Reflexpunkte: Wenn Ihr Kind sie mit der Hand berührt, gibt es über das Nervensystem den Auftrag, Veränderungen im vaskulären System, der Durchblutung, einzuleiten, wodurch sich die Blutzirkulation verbessert. Um die Wirkung der Übung zu steigern, berührt Ihr Kind auch den Hinterkopf: Damit wird der Energiefluss zwischen Vorderhirn (bewusstes Denken) und Hinterhaupt (automatisiertes Handeln) angeregt und eine Verbindung von Gefühl und Vernunft im Denken erreicht.

Gerade Kinder kommen häufig in Situationen, in denen sie heftige Gefühle (Angst vor Lehrern oder Mitschülern, Versagensängste, Neid auf bessere Noten oder modischere Kleidung) entwickeln. Die Emotionale Stressreduktion hilft ihnen, sich von diesen blockierenden Gefühlen frei zu machen. Und noch mehr: Kehren solche Situationen oder ähnliche angstbesetzte Vorfälle wieder, fällt das Kind nicht mehr so leicht in das stressbedingte Handlungsmuster zurück. ESR kann beliebig oft angewandt werden.

Emotionale Stressreduktion

Mithilfe der ESR-Übungen kann Stress schnell und wirksam abgebaut werden. Anschließend ist man wieder in der Lage, sich in Ruhe etwas durch den Kopf gehen zu lassen.

Stress abbauen

1 › Ihr Kind berührt zwei Stressreduzierungspunkte auf der Stirn. Sie liegen im Abstand der Augen unmittelbar unter dem Haaransatz und fühlen sich wie kleine Höcker an.

Zur Entspannung kommen

› Nehmen Sie sich etwa zehn Minuten Zeit. Sorgen Sie für eine Atmosphäre, in der sich Ihr Kind entspannen kann und geborgen fühlt. Suchen Sie sich eine für beide bequeme Position, zum Beispiel auf einem Sessel oder dem Sofa.

› Jetzt legt Ihr Kind eine Hand mit der Handinnenfläche sanft auf die Stirn, sodass es die Stirnbeinhöcker berührt.

2 › Die andere Hand hält den Hinterkopf. Diese Position wird so lange beibehalten, wie Ihr Kind es als angenehm empfindet und sich dabei locker und entspannt fühlt.

1

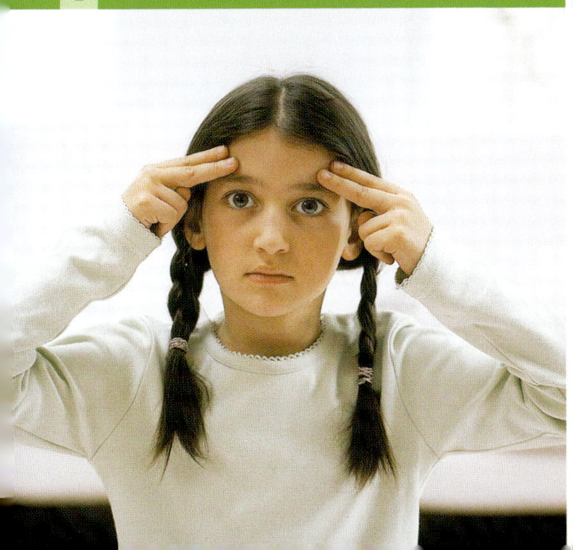

2

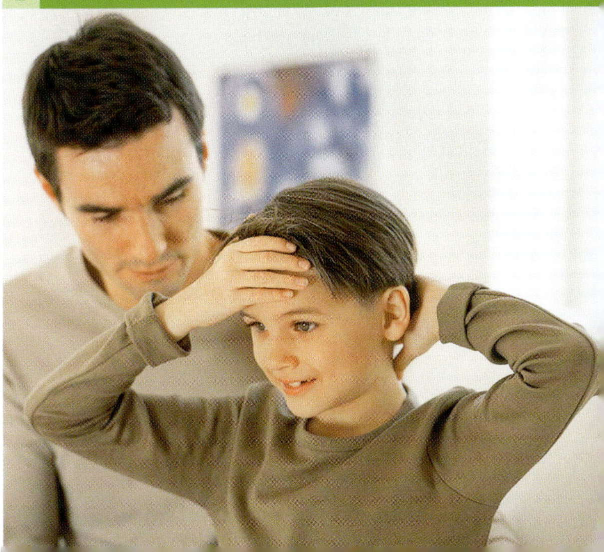

Blockierende Gefühle loswerden

- Nun soll Ihr Kind sich die Bilder eines Ereignisses, das es belastet, ins Gedächtnis rufen – das kann eine Rauferei oder eine anstehende Klassenarbeit sein.
- Durch die entspannende, stärkende Wirkung der ESR-Übung kann Ihr Kind ausgeglichener mit seinem Problem umgehen. Die Situation verliert ihren Schrecken.

Positive Alternativen ausdenken

- Ist der negative Stress einmal abgebaut, kann Ihr Kind in einem weiteren Schritt versuchen, eine positive Alternative zu dem unangenehmen Vorfall zu entwerfen. Es ist nun nicht mehr in dem stressbedingten Handlungsmuster gefangen, kann leichter über die Umstände und eine mögliche Veränderung nachdenken und so die gewünschte Korrektur leichter herbeiführen.
- Erinnern Sie sich: Stress blockiert das Denken – überlegtes Handeln ist in Stresssituationen nicht möglich.

WICHTIG
Im Allgemeinen können Kinder die Technik der Emotionalen Stressreduktion selbstständig anwenden. Dennoch sollten Sie zur Stelle sein, falls Ihr Kind doch Hilfe benötigt.

Zwei Beispiele

Marc hat sich mit seinem Freund geprügelt und ist deswegen deprimiert. Die ESR-Übung hilft ihm, darüber nachzudenken, wie es zu dem Streit gekommen ist und welche Möglichkeiten es gibt, die gewünschte Versöhnung mit seinem Freund herbeizuführen. Dadurch baut Marc »alten« Stress ab und findet leichter einen Weg, das Problem anders als mit einer Rauferei zu lösen.

Die ESR-Technik ist auch ideal, wenn zukünftige Ereignisse Ihrem Kind Angst machen. Das kann ein Zahnarzttermin sein oder das nächste Diktat. Diese Angst kann Ihr Kind dadurch abbauen, dass es sich den Angstauslöser so lange vor seinem geistigen Auge durchspielt, bis er seinen Schrecken verliert. Ist die Angst abgebaut, kann auch ein positiver Ausgang des bevorstehenden Ereignisses entworfen werden, der den Wünschen Ihres Kindes entspricht. Natürlich verändert die ESR-Übung nicht die Realität, aber Ihr Kind kann der Situation gelassener entgegentreten.

Das Kopfhalten

Diese Übung eignet sich als Soforthilfe nach körperlichen oder emotionalen Verwundungen, aber auch als abendliches Einschlafritual oder bei Einschlafstörungen.

- Schaffen Sie eine ungestörte, entspannte Atmosphäre und nehmen Sie sich etwa zehn Minuten Zeit. Ihr Kind liegt auf dem Rücken, Sie sitzen an seinem Kopfende.
- 1 Legen Sie Ihre Handinnenflächen seitlich an den Kopf Ihres Kindes und berühren dabei sanft den Übergang vom Nacken zum Hinterkopf. An dieser Stelle ist rechts und links eine kleine Einbuchtung, in die Sie Ihre Fingerkuppen legen.
- Nun können Sie ein lockeres Zwiegespräch führen. Vielleicht beginnt Ihr Kind von sich aus zu erzählen.
- Nach einiger Zeit spüren Sie in beiden Händen ein gleichzeitiges Pulsieren. Dieser Gleichklang zeigt Ihnen, dass die Übung zu wirken beginnt: Ihr Kind entspannt sich immer mehr, fühlt sich wohl und geborgen. Es lässt die Füße seitlich fallen, die Beckenmuskulatur wird locker. Ihr Kind lässt los.
- Halten Sie mindestens fünf Minuten lang den Kopf, bis Ihr Kind sich fühlbar und sichtbar entspannt.

HALT GEBEN
Ihre Handstellung bei dieser Übung entspricht der »Willkommenshaltung« bei der Geburt. Sie vermittelt Ihrem Kind das Gefühl von Sicherheit und Geborgenheit.

1

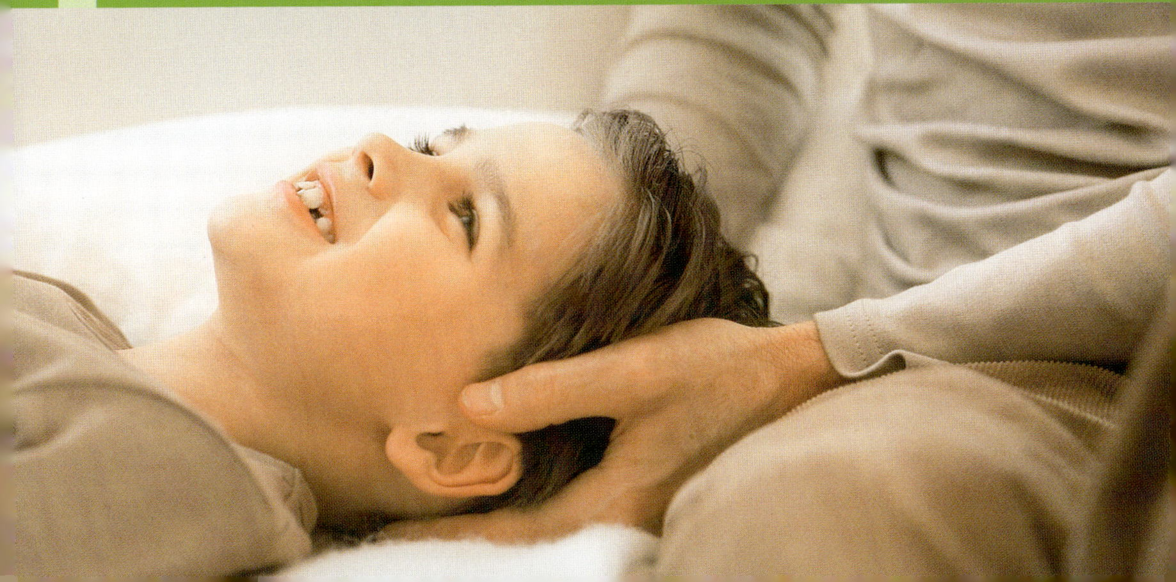

Rechtschreiben und Rechnen

Die folgenden beiden Übungen lassen sich bei Bedarf gezielt einsetzen. Da sie beide auf den vorhergehenden Übungen aufbauen, sollten Sie auf jeden Fall vorher zumindest das Kurzprogramm (siehe ab Seite 102) gemacht haben, bevor Sie damit beginnen.

WICHTIG
Beim »Blitzwort« ist es wichtig, dass Ihr Kind sich die Wörter genau ansieht, sich eine Vorstellung davon macht und Unterschiede »erfühlt«. Unterstützen Sie dies und lassen Sie ihm genug Zeit!

Was passiert beim Schreiben?

Welche Vorgänge laufen beim Schreiben im Gehirn ab? Schematisch kann man sich folgenden Ablauf vorstellen: Das Kind hört ein Wort mit seinem »inneren Ohr« und sieht es dann vor seinem »inneren Auge«. Aus diesen auditiven und visuellen Signalen entsteht ein Bild des Wortes. Das Kind entwickelt ein Gespür dafür, wie das Wort aussehen muss, es »fühlt« es. Kann es sich ein Wort gut vor seinem inneren Auge vorstellen, fällt es ihm leicht, es korrekt zu schreiben. Das Blitzwort basiert auf einer NLP-Technik (siehe Seite 66), die davon ausgeht, dass der Mensch die Welt über seine Sinne erfährt und begreift. Beim Schreiben passiert das vor allem über Sehen und Fühlen. Mit dem Blitzwort trainiert Ihr Kind sein Vorstellungs- und Merkvermögen.

Das Blitzwort

Kinder orientieren sich beim Schreiben oft an ihrem Gehör. Dies führt – nicht nur bei Dialektsprechern – häufig zu Rechtschreibfehlern, da die gesprochene Sprache in vielen Fällen nicht der geschriebenen entspricht. Und bei Fremdsprachen funktioniert dieses Hörverfahren sowieso nicht mehr.

Die Vorbereitung

- Bereiten Sie Übungsmaterial vor, indem Sie Wörter, die Ihr Kind immer falsch schreibt oder sich in einer Fremdsprache nicht merken kann, notieren.
- Schreiben Sie diese groß und deutlich auf ein längs gefaltetes DIN-A4-Blatt.
- Nehmen Sie für jedes Wort ein neues Blatt. Schreiben Sie in der

gleichen Schrift, in der Ihr Kind gerade liest, also in Druckschrift oder in Schreibschrift.

- Ihr Kind ist ausgerüstet mit einem Blatt Papier und einem Schreibstift. Nehmen Sie sich 15 bis 30 Minuten Zeit. Wenn möglich, sollten Sie ungestört bleiben.

Wörter vorstellen

1 › Zeigen Sie Ihrem Kind nun ein Wort, indem Sie ein vorbereitetes Blatt kurz hochhalten.

2 › Fordern Sie Ihr Kind auf, die Augen zu schließen und sich das Wort genau vorzustellen.

- Hat es damit Probleme, zeigen Sie ihm den Zettel immer wieder, bis es glaubt, das Wort vor seinem inneren Auge sehen zu können.
- Ist sich Ihr Kind sicher, sich an die genaue Schreibweise zu erinnern, fordern Sie es auf: »Erinnere dich, wie das Wort aussieht, und schreibe es auf.«
- Verwenden Sie dabei immer genau diese Formulierung, denn damit aktivieren Sie den visuellen Speicher im Gehirn Ihres Kindes (siehe Seite 95).
- Dann schreibt Ihr Kind das Wort aus dem Gedächtnis auf.
- Üben Sie auf diese Weise nur bis zu drei Wörter hintereinander.

1

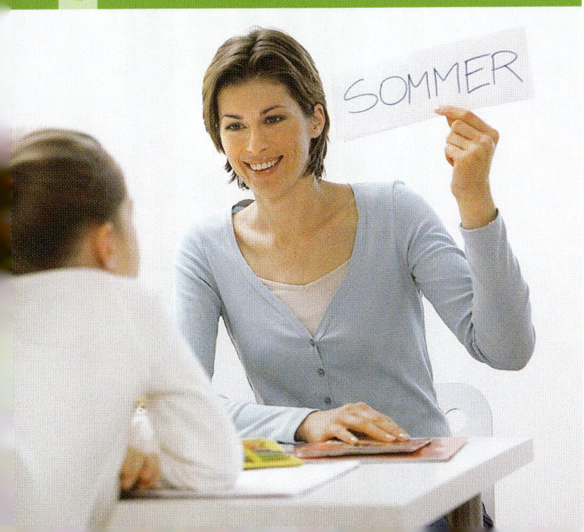

2

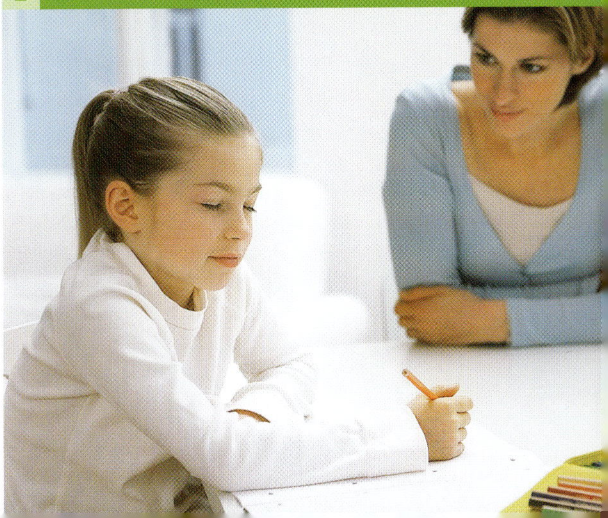

Vergleichen, nicht werten

- Danach vergleichen Sie gemeinsam das geschriebene Wort mit der Vorlage. Geben Sie noch kein Urteil ab. Fragen Sie, ob das Wort gleich aussieht und was für ein Gefühl Ihr Kind hat, wenn es die Wörter vergleicht: gleich oder nicht gleich?
- Falls das Wort falsch geschrieben wurde, Ihr Kind aber keinen Unterschied feststellen kann, beginnen Sie wieder beim ersten Übungsschritt. Sie sollten dem Kind dann aber keine Vorwürfe machen, sondern es mit den Worten »Kein Problem, ich zeige dir das Wort noch einmal!« aufmuntern.

So üben Sie richtig

- Trainieren Sie auf keinen Fall mehr als dreimal hintereinander mit demselben Wort. Üben Sie nicht mehr als drei Wörter täglich.
- Sie können die Übung auch variieren, indem Sie die Wörter diktieren und dann erst den Zettel zeigen.
- Machen Sie die Übung immer, wenn Sie den Eindruck haben, Ihr Kind verlässt sich beim Schreiben überwiegend auf sein Gehör und schreibt deswegen einige Wörter öfter falsch. Das ist die ideale Gelegenheit, um nur mit den »Problem«-Wörtern zu üben.
- Mit dem Blitzwort können Sie aber auch alte Lücken schließen oder die Rechtschreibung langfristig verbessern.

1

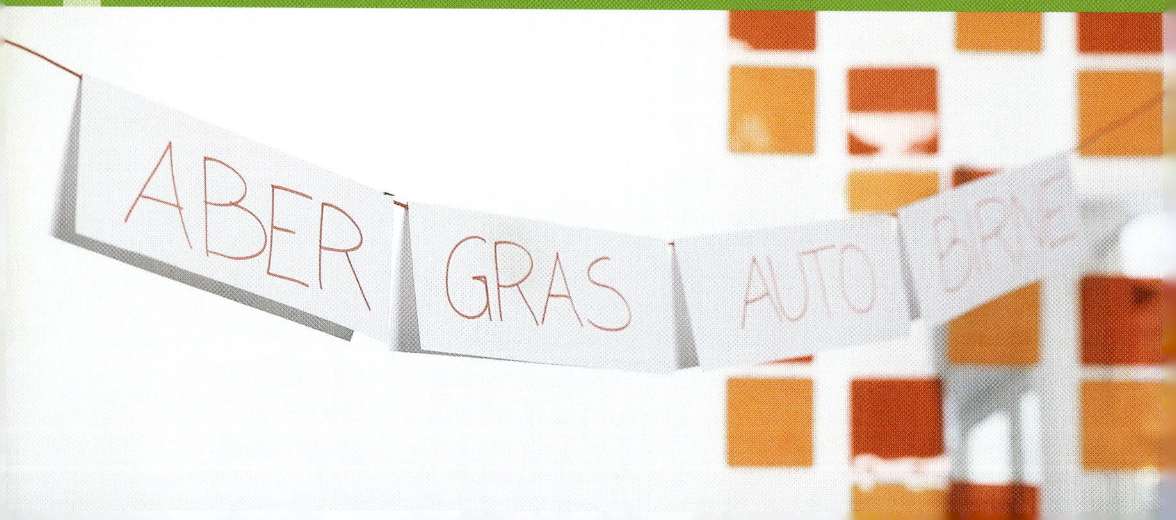

Mit kurzen Worten üben

- Kann Ihr Kind ein Wort trotz dreimaliger Wiederholung der Übung noch nicht schreiben, wählen Sie ein einfacheres, kürzeres Wort aus. Wenn Sie zum Beispiel das Wort »Vollmond« üben und Ihr Kind kann es sich einfach nicht merken, dann üben Sie zuerst »voll«, dann »Mond« und erst im dritten Schritt das ganze Wort.
- Damit sich die geübten Wörter besser einprägen, können Sie die Übungsblätter zur Erinnerung über eine durchs Zimmer gespannte Wäscheleine hängen oder einfach an die Wand pinnen. 1

Das »Erfühlen« von Zahlen

Der Rechenkünstler lehnt sich an eine NLP-Technik (siehe Seite 66) an, die vor allem das visuelle Vorstellungsvermögen trainiert. Das Kind soll erfahren, wie sich Zahlen und einfache Rechenaufgaben »anfühlen«. Beim Rechenkünstler greifen wir auf dieselbe NLP-Technik zurück, die auch beim Blitzwort angewendet wird: Der visuelle Speicher des Gehirns wird aktiviert. Dabei geht es um das Herholen der inneren Bilder. Für das Gehirn spielt es keine Rolle, ob es sich dabei um Buchstaben oder Zahlen handelt.

Rechenkünstler

Wie beim Schreiben ist es beim Kopfrechnen entscheidend, sich die Zahlen einer Aufgabe gut vor dem inneren Auge vorzustellen. Gelingt das Ihrem Kind, hat es weniger Probleme, sich im Zahlenraum zu orientieren und die Aufgabe zu lösen.

Die Vorbereitung

- Im Prinzip gehen Sie beim Rechentraining genauso vor wie beim Blitzwort: Bereiten Sie die Vorlagen vor. Rechenaufgaben, die das Kind auswendig wissen muss, wie etwa Einmaleinsreihen, schreiben Sie mit der Lösung auf ein Blatt.
- Bei Kopfrechenaufgaben lassen Sie das Ergebnis weg.
- Wie beim Rechtschreibtraining sitzt Ihr Kind am Tisch und hat ein Blatt Papier und einen Schreibstift vor sich.

GU-ERFOLGSTIPP

ERFOLGE ERMÖGLICHEN

Kinder mit Leseproblemen haben einen kleineren Blickwinkel als gute Leser. Es ist für sie sehr unangenehm, Texte zu lesen, wegen der Wörter mit vielen Buchstaben. Wenn Sie mit Ihrem Kind Texte lesen, deuten Sie mit dem Stift zuerst auf die Wörter mit wenigen Buchstaben und lassen es diese zuerst lesen. Beim Anlaufnehmen bauen Sie den Leseprozess von unten nach oben auf und ermöglichen Ihrem Kind Erfolgserlebnisse.

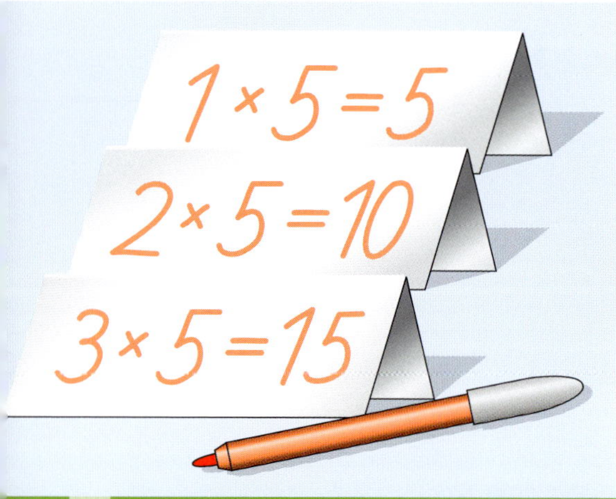

1

Das Einmaleins üben

1 › Sie haben jeweils nur eine Rechenaufgabe auf Ihr einmal längs gefaltetes Blatt geschrieben. Sie haben also zum Beispiel 1 x 5 = 5 und auf ein weiteres Blatt 2 x 5 = 10 und so weiter notiert.

› Üben Sie mit jedem Blatt einzeln und zeigen Sie Ihrem Kind eine Aufgabe so lange, bis es glaubt, sich die Zahlen merken zu können.

› Nun fordern Sie Ihr Kind auf, sich die Rechenaufgabe noch einmal vor seinem inneren Auge vorzustellen. Dabei sollten seine Augen geschlossen sein.

› Hat es damit noch Schwierigkeiten, zeigen Sie ihm den Papierstreifen mit der Aufgabe darauf so lange immer wieder, bis es sich sicher fühlt.

› Ermuntern Sie Ihr Kind auch diesmal mit den Worten »Erinnere dich, wie die Zahlen aussehen, und schreibe sie auf«, die Aufgabe auf sein Blatt zu schreiben.

Vergleichen, nicht werten

› Vergleichen Sie gemeinsam das Ergebnis. Bei der Beurteilung der Aufgabe appellieren Sie an das Gefühl Ihres Kindes: »Wie fühlt es sich an, wenn du die Zahlen auf den beiden Blättern miteinander vergleichst? Gleich oder nicht gleich?« Geben Sie selbst jedoch kein Urteil ab.

› Bei falschen Antworten beruhigen Sie Ihr Kind und beginnen einfach noch einmal beim ersten Übungsschritt.

Kopfrechnen üben

Auch für das Kopfrechnen ist ein gut ausgebildetes Visualisierungsvermögen sehr wichtig. In den Schulen wird dabei häufig mit dem Zahlenstrahl gearbeitet: Nach rechts werden die Zahlen auf der Linie größer, nach links kleiner.

› Gehen Sie vor wie beim Einmaleins. Sie schreiben eine Rechenaufgabe auf ein Blatt Papier. Diesmal geben Sie allerdings kein Ergebnis an, zum Beispiel: 17 + 4 = ?

2 › Ihr Kind schaut sich die Aufgabe so lange an, bis es sich die Zahlen merken kann. Dann nehmen Sie das Blatt weg.

› Fordern Sie Ihr Kind nun auf, sich das Gesehene nochmals mit geschlossenen Augen vorzustellen. Falls nötig, zeigen Sie ihm den Zettel immer wieder.

› Wenn Ihr Kind meint, die Zahlen behalten zu haben, soll es die Aufgabe im Kopf lösen und dann mit der Lösung auf sein Blatt schreiben.

› Vorher fordern Sie es wieder auf: »Erinnere dich, wie die Zahlen aussehen, und schreibe sie mit der Lösung auf.«

› In der Zwischenzeit ergänzen auch Sie das richtige Ergebnis auf Ihrem Papierstreifen, um es dann zu vergleichen.

2

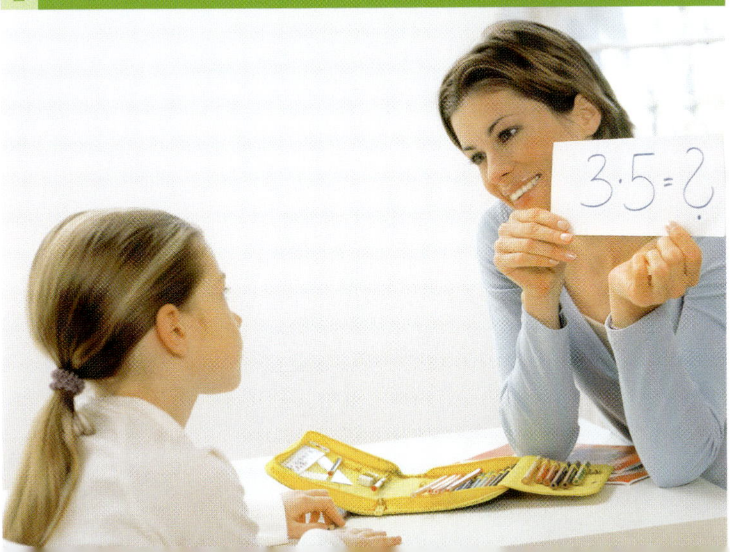

Und wieder: vergleichen, nicht werten

- Im letzten Schritt werden die Zahlen und das Rechenergebnis mit der Musteraufgabe verglichen.
- Dabei fragen Sie Ihr Kind: »Wie fühlt es sich an, wenn du die Zahlen auf den beiden Blättern miteinander vergleichst? Gleich oder nicht gleich?«
- Stimmen Zahlen und Ergebnis, loben Sie Ihr Kind. Sollte es Fehler gemacht haben, schimpfen Sie nicht, sondern beginnen Sie die Übung noch einmal von vorn. Decken Sie das bereits ergänzte Ergebnis auf Ihrem Blatt dabei mit der Hand ab.

So üben Sie richtig

Bitte haben Sie mit Ihrem Kind beim Üben Geduld. Das ist besonders wichtig.

- Üben Sie das Einmaleins und das Kopfrechnen nicht an ein und demselben Tag hintereinander.
- Üben Sie beim Einmaleins immer nur eine Einmaleinsreihe pro Tag, also beispielsweise das 5er- oder das 3er-Einmaleins.
- Beim Kopfrechnen-Üben sollten Sie Ihrem Kind nicht mehr als fünf Aufgaben täglich stellen.
- Überfordern Sie Ihr Kind nicht, vor allem wenn es einmal nicht so gut klappt: Es kommt weniger auf die Zahl der Wiederholungen an als auf kontinuierliches Üben.
- Gehirntraining ist keine Nachhilfe und soll Spaß machen.
- Und nicht vergessen: Loben und ermuntern Sie Ihr Kind beim Üben so oft wie möglich, statt es zu kritisieren. Seien Sie geduldig und sprechen Sie Ihrem Kind immer wieder Mut zu, um es zu motivieren. Äußerungen wie zum Beispiel: »Das kannst du doch schon, und das andere lernst du auch noch« schaffen im Gehirn günstige Ausgangsbedingungen zum Lernen.
- Die Blitzworttechnik kann übrigens auch am Computer trainiert werden (siehe Seite 123).

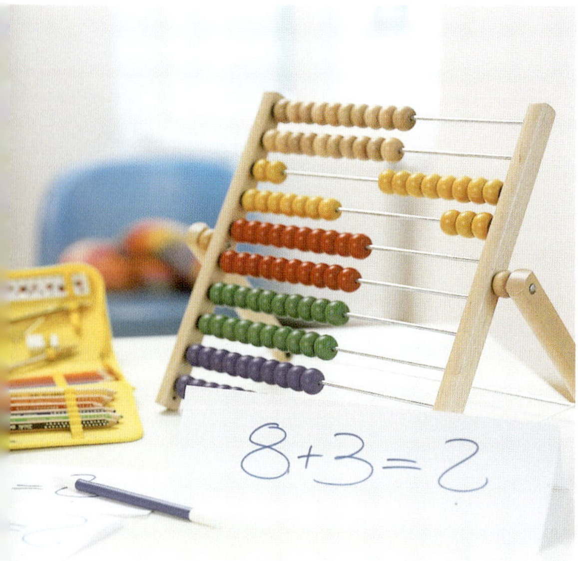

Wann passt welche Übung?

Sie haben das Übungsprogramm einmal durchgemacht und möchten nun gezielt auf bestimmte Übungen zurückgreifen? In der folgenden Aufstellung finden Sie alle Übungen des Schritt-für-Schritt-Programms und ihre Einsatzbereiche. Bevor Ihr Kind die einzelnen Übungen nicht wirklich beherrscht, sollten Sie sie aber auf keinen Fall »nach Bedarf« einsetzen. Das ist erst sinnvoll, wenn es die Bewegungsabläufe der Übungen automatisiert hat, sie also ohne Anleitung auswendig wiederholen kann. Um seine Selbstständigkeit zu fördern, können Sie Ihr Kind später auch spontan einzelne Übungen auswählen lassen. So kann es herausfinden, wann ihm welche besonders gut hilft. Sie sollten immer im Hinterkopf behalten, dass es beim gemeinsamen Lernen besser ist, Ihr Kind zu einer Übung zu ermuntern, als es wegen seines Verhaltens zu ermahnen.

Wirkungsbereich	Übung	Seite
Lösen aller Blockaden	Drei auf einen Streich	78
Verständnis für links und rechts: Lesen, Schreiben, Rechnen	Rechts und links unterscheiden	79
Flüssiges Schreiben, schöneres Schriftbild	Kreise, Schleifen, Achten malen	ab Seite 55
Flüssiges Lesen	Liegende Achten malen	56
	Muntermacher	82
	Genießer	86
Konzentration erhöhen, Sinne wecken	Muntermacher	82
	Denkmütze	84
Fit für die Schule	Elefant	85
	Genießer	86
Emotionalen Stress abbauen	ESR	89
	Kopfhalten	91
Rechtschreibung trainieren	Blitzwort	92
	Liegende Achten malen	56
Rechnen trainieren	Rechenkünstler	95

Oft gefragt: Rund ums Üben

TIPP

Auch Sie selbst profitieren davon, wenn Sie mit Ihrem Kind üben. Denn die positive Wirkung bleibt auch bei Erwachsenen nicht aus.

Ab welchem Alter kann ich die Übungen der Pädagogischen Kinesiologie mit meinem Kind machen?

Sie können ab dem Kindergartenalter, also wenn Ihr Kind ungefähr drei Jahre alt ist, mit ihm zu üben anfangen.

Wirken die Übungen auch bei älteren Kindern und Erwachsenen?

Unser Gehirn kann lebenslang neurologische Verknüpfungen neu herstellen. Der Satz »Was Hänschen nicht lernt, lernt Hans nimmermehr« ist nach den Erkenntnissen der Neurologie falsch.

Was soll ich tun, wenn mein Kind keine Lust hat, die Übungen zu machen?

Üben Sie keinen Druck aus, sondern machen Sie die Übungen im Beisein Ihres Kindes zunächst selbst. Schon das Zuschauen hat nachweislich eine anregende Wirkung auf das Gehirn Ihres Kindes. Vielleicht bekommt es auch Lust, einfach mitzumachen. Die Wirkung der Übungen hängt nicht in erster Linie davon ab, wie häufig sie gemacht werden.

Wie lange soll jeweils geübt werden?

Die Zeitangaben in diesem Buch sind Richtgrößen. Weniger ist oft mehr, also lieber kürzer und dafür öfter üben.

Soll auch in den Ferien geübt oder gelernt werden?

Ferien sind in erster Linie zur Erholung da. Aber es kann auch Spaß machen, während einer Autofahrt zum Beispiel die Ortsschilder oder Wegweiser zu lesen. Das wäre eine dem Blitzwort (siehe Seite 92) vergleichbare Übung. Es schadet auch nicht, wenn Sie mit Ihrem Kind einmal am Tag zum Beispiel wie im Blitzwort drei Wörter üben oder es drei Rechnungen wie im Rechenkünstler (siehe Seite 95) machen lassen.

Helfen die Übungen auch bei Konzentrationsproblemen?

Wenn bei Ihrem Kind die Aufmerksamkeit nachlässt, weist das darauf hin, dass es im Augenblick überfordert ist. Sein Gehirn schaltet dann auf ein »Notprogramm« um und ist dadurch nicht mehr aufnahmefähig: Dann stehen bestimmte Wahrnehmungskanäle Ihrem Kind einfach nicht zur Verfügung. In dieser Situation macht es keinen Sinn, weiterzureden oder etwas zu erklären. Stattdessen sollten Sie Ihr Kind dann mit einer Übung oder auch schon der Erinnerung an eine Übung, zum Beispiel mit der Überkreuzbewegung oder der ESR-Übung, wieder »herholen«.

Werden schüchterne Kinder durch das Üben selbstsicherer?

Grundsätzlich ist es wichtig, die Persönlichkeit Ihres Kindes zu achten. Vermeiden Sie es, ständig an ihm herumzuerziehen. Es kommt allerdings häufig vor, dass Eltern vom Lehrer die Rückmeldung bekommen, das Kind sei zu vorlaut, nachdem es regelmäßig die Übungen der Pädagogischen Kinesiologie gemacht hat. Sie brauchen hier aber nicht sofort gegensteuern. Ihr Kind findet von selbst wieder ins Gleichgewicht.

Wird mein Kind durch die Übungen ordentlicher?

Durch die Übungen aus der Lernberatung findet Ihr Kind aus der Stressreaktion zu einem inneren Gleichgewicht. Die Wahrnehmungskanäle öffnen sich. Dadurch wird es kompetenter, kann sich selbst besser helfen und ist auch leichter für sinnvolle Maßnahmen zu gewinnen. Bedenken Sie in diesem Fall aber auch die immer noch gültige Lebensweisheit, dass die Kinder nicht auf der Welt sind, um so zu sein, wie ihre Eltern sie haben möchten. Vielleicht ist das auch eine Chance, die eigenen Maßstäbe zu überprüfen und zu sehen, ob eventuell das Thema »Ordnung halten« bei Ihnen selbst stressbesetzt ist (siehe ab Seite 109).

HARMONISCHER UMGANG

Die Kinesiologie kann helfen, Machtkämpfe zwischen Kindern und Eltern aufzulösen oder zu »entschärfen«, da sie auf beiden Seiten mehr Bewusstheit, Selbstvertrauen und Entspannung ermöglicht.

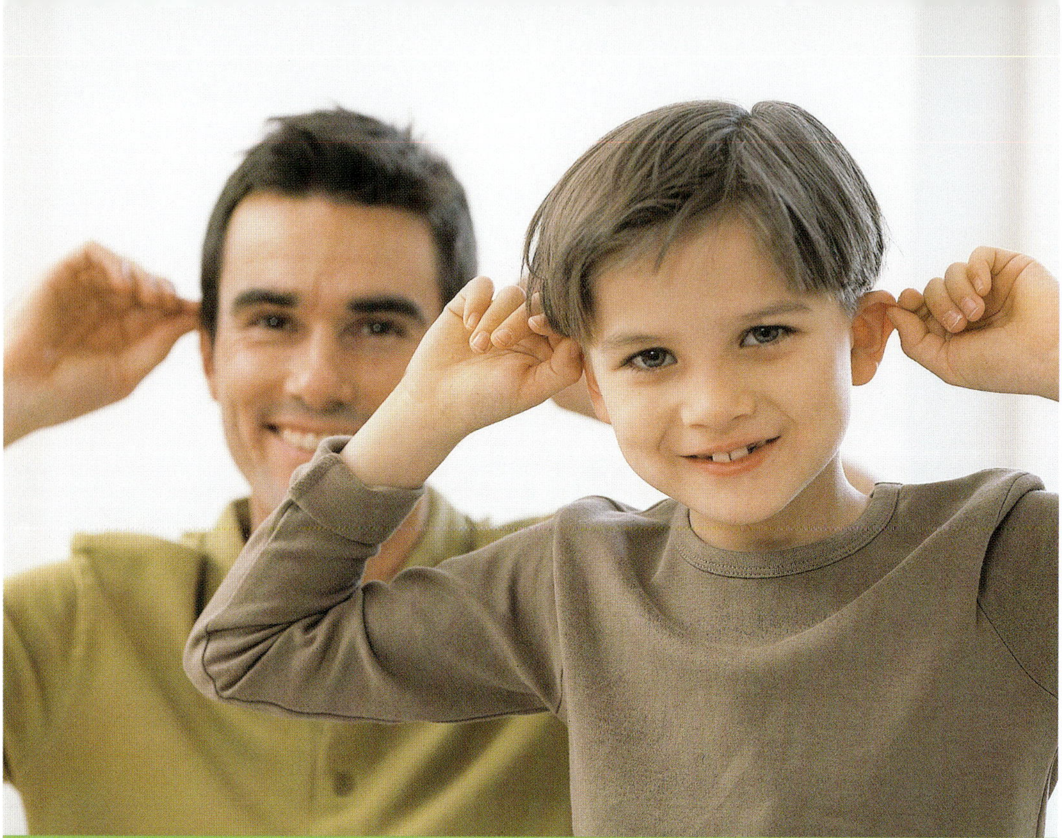

Kurzprogramm für Schule und Alltag

Das folgende kleine Übungsprogramm sorgt dafür, dass Sie und Ihre Familie den alltäglichen Belastungen und Anforderungen gewachsen sind beziehungsweise die Balance wiederfinden. Die vier Übungen kennen Sie bereits aus dem Schritt-für-Schritt-Programm. Damit können Sie gezielt Blockierungen auflösen, Energieniveau und Konzentrationsbereitschaft erhöhen und inneren Stress abbauen! Sie werden feststellen, dass sich mit diesem Programm das Familien- und Lernklima radikal verändert.

Durch Zuschauen lernen

Gibt es Probleme beim Lernen, oder verhält sich Ihr Kind auffällig? Reagieren Sie nicht mehr mit zusätzlichen Erklärungen, Maßregelungen oder gar Verboten, sondern beginnen ohne Diskussion einfach mit einer Übung. Dabei kommt es nicht darauf an, ob Ihr Kind gleich mitmacht: Schon das bloße Zuschauen zeigt Wirkung. Der Grund dafür sind die von den Neurologen als Spiegelneuronen bezeichneten Nervenzellen im Gehirn: Wenn wir einer anderen Person zuschauen, wie sie sich bewegt, schalten wir dieselben Neuronen in unserem Gehirn an, wir sind also im Kopf gleich aktiv wie die Person, die wir beobachten. Schon durch das reine Hinsehen kann also Stress abgebaut und das innere Gleichgewicht wiederhergestellt werden. Natürlich ist es besser, wenn alle die Übungen mitmachen. Drohen Sie Ihrem Kind aber nicht mit »entweder – oder«. Sie möchten es ja beruhigen. Warten Sie einen günstigeren Moment ab und üben Sie, wenn es Lust dazu hat.

Kleines Trainingsprogramm für Kinder

Ihr Kind hat alle Übungen ab Seite 68 erfolgreich durchgeführt. Nun möchten Sie diese ersten Lernfortschritte stabilisieren. Die vier Übungen des Kurzprogramms auf Seite 107 machen täglich fit und helfen rasch, wenn sich Ihr Kind blockiert fühlt. In der Regel genügt es, die Übungen zielgerichtet bei Bedarf einzusetzen. Sie bieten sich als Vorbereitung für Schule und Hausaufgaben an. Ideal ist regelmäßiges Üben: So kann sich der nicht blockierte Zustand verfestigen und Ihr Kind ständig auf sein gesamtes Potenzial zurückgreifen. Durch die positiven Erfahrungen mit den Übungen lernt das Gehirn mit der Zeit, auftretende Blockaden selbst wieder aufzulösen. Es hat damit immer eine »Alternative« zur Blockade.

GU-ERFOLGSTIPP

ENERGIEQUELLE WASSER

Achten Sie darauf, dass Sie und Ihre Familie jeden Tag genug Wasser trinken (1–2 Liter). Je natürlicher das Wasser, desto besser ist es. In der Regel ist das Trinkwasser aus dem Wasserhahn gut geeignet, es sei denn, es kommt aus sehr alten Leitungen. Wasser ist ein hervorragender Leiter für elektrische Energie und somit wichtig für sämtliche Stoffwechselvorgänge im Körper. Es erfrischt und macht munter. Bei Flüssigkeitsmangel ist der Informationsfluss im Gehirn verzögert: So entsteht die sprichwörtliche »lange Leitung«. Je größer die geistige Anstrengung, desto höher ist der Flüssigkeitsbedarf! Stellen Sie Ihrem Kind also immer reichlich Wasser bereit und gehen Sie selbst mit gutem Beispiel voran.

Mit Fantasie geht's leichter

Der Fantasie sind beim Üben keine Grenzen gesetzt. Es sollte vor allem entspannt sein und nicht zusätzlich Stress bei Ihnen und Ihrem Kind hervorrufen. Auch Teile des Kurzprogramms sind schon wirksam, Sie brauchen nicht jedes Mal alle Übungen zu machen. Es ist grundsätzlich egal, in welcher Reihenfolge Sie die Übungen des Kurzprogramms ausführen. Sie können die Übungen auch jederzeit abwandeln, indem Sie sie in eine kleine Geschichte verpacken, zum Beispiel so:

Der Artist

- Ihr Kind stellt sich vor, es wäre ein Zirkusartist, zum Beispiel ein Seiltänzer. Es tritt also in die Manege, verbeugt sich mit gekreuzten Beinen, streckt beim Applaus die Arme nach oben (Schwerkraftgleiter, siehe Seite 76), rollt mit den Augen und klettert hoch aufs imaginäre Seil.
- Dort oben führt es dann Überkreuzbewegungen (Drei auf einen Streich, siehe Tipp Seite 78) vor.
- Dann steht es ganz ruhig auf einem Bein (auf dem Seil) und massiert die Muntermacher-Punkte (siehe Seite 82).
- Beim Applaus streicht Ihr Kind noch die Ohrläppchen aus (Denkmütze, siehe Seite 84).
- Wieder auf der Erde, hält es als Abschiedsgruß Stirn und Hinterhaupt (ESR, siehe Seite 89).

FÜR KLEINE UND GROSSE KÜNSTLER

Da die Übungen aus der Kinesiologie die Gehirnhälften besser miteinander verknüpfen, machen sie auch kreative Tätigkeiten leichter, wie Geschichtenerzählen, Zeichnen oder Musizieren.

Der Zirkuselefant

- Ihr Kind stellt sich vor, es sei der Elefant, der seine Kunststückchen in der Manege vorführt. Zuerst schwingt es seinen »Rüssel« und malt dabei Liegende Achten in die Luft wie in der Übung Elefant (siehe Seite 85) beschrieben.
- Dann stellt es sich mit gekreuzten Beinen auf das vorgestellte kleine Podest und schwenkt seinen »Rüssel« (die Arme) wie beim Schwerkraftgleiter (siehe Seite 76).

- Anschließend rollt Ihr Kind richtig gefährlich mit den Augen, sodass es dem Dompteur schon ein bisschen bange zumute wird: Ist der Elefant vielleicht doch nicht ganz so brav? (Augenkreisen, siehe Seite 73.)
- Der kleine »Elefant« beruhigt sich nun wieder und steigt von seinem Podest herunter.
- Der »Elefant« zeigt nun, dass er mit seinen Beinen sogar Überkreuzbewegungen in alle drei Richtungen machen kann (Drei auf einen Streich, siehe Seite 78).
- Zur Erholung massiert der »Elefant« sich dann mit seinem »Rüssel«: Muntermacher-Punkte (siehe Seite 83).
- Weil der Elefant alles so toll gemacht hat, belohnt ihn der Dompteur zum Abschluss mit der ESR-Übung (siehe Seite 89). Fragen Sie Ihr Kind dabei aber bitte, ob es ihm angenehmer ist, die Übung selbst zu machen, oder ob es lieber möchte, dass Sie dabei Ihre Hände sanft auf seine Stirn und seinen Hinterkopf legen.

AKTIV WERDEN

Mithilfe der Kinesiologie können Sie sich von dem Gefühl lösen, der Alltagsstress schlage wie eine Woge über Ihnen zusammen. Sie gewinnen das Gefühl zurück, Ihr Leben zu einem guten Teil selbst in der Hand zu haben.

Schnelles Übungsprogramm für Erwachsene

Sind Sie im Alltag mehrfachen Herausforderungen ausgesetzt, haben vielfältige Aufgaben zu bewältigen und möchten trotzdem jeden Tag vollen Einsatz bringen und mit Ihrer ganzen Persönlichkeit dabei sein? Das Kurzprogramm aus der Kinesiologie (siehe Seite 107) hilft auch Erwachsenen, in Stresssituationen ihre Balance schnell wiederzufinden, die Anforderungen zu meistern und dabei möglichst entspannt zu bleiben.

Wenden Sie die kinesiologischen Übungen immer dann an, wenn Sie sich in irgendeiner Weise blockiert fühlen. Mit der Zeit werden Sie eine sehr positive Veränderung spüren: Sie erleben sich zunehmend als aktiv gestaltenden Menschen, Ihr Selbstvertrauen wird gestärkt, und Sie haben das gute Gefühl, den Anforderungen des Alltags besser gewachsen zu sein. Durch die Übungen beugen Sie aber auch energetischen Unausgewogenheiten vor, die sich im alltäglichen Stress sonst langfristig zu organischen Erkrankungen weiterentwickeln könnten.

Zu Hause oder im Büro

Falls Sie nicht morgens vor der Arbeit oder am Nachmittag – zusammen mit Ihrem Kind – üben können, planen Sie das Kurzprogramm doch einfach in einer Arbeitspause ein. Es lässt sich auch im Büro durchführen: Vielleicht bekommen ja sogar Kolleginnen und Kollegen Lust zum Mitmachen.

Qualität geht vor Häufigkeit

Mit etwas Routine schaffen Sie das Kurzprogramm in ungefähr zehn Minuten. Doch beachten Sie: Schnelligkeit spielt dabei keine Rolle, es kommt auf die Intensität an. Auch kurze Übungssequenzen und die daraus resultierenden neurologischen Verknüpfungen helfen, die Balance wiederherzustellen.
Setzen Sie die Übungen vor allem in Situationen ein, die Sie besonders belasten, etwa vor neuen Herausforderungen, bei aktuellen Problemen oder wenn Sie einmal mutlos sind.

Ein wichtiger Baustein: gesunde Ernährung

Vergessen Sie darüber aber nicht, dass neben den Übungen auch eine ausgewogene Ernährung das Wohlbefinden positiv beeinflusst: nicht zu viel, nicht zu wenig und in Ruhe essen, viel frisches Gemüse und Obst, Vollkorn- und Milchprodukte sowie ausreichend Wasser (mindestens 1 bis 2 Liter pro Tag).

GANZ SPIELERISCH ÜBEN

Machen Sie die Übungen nicht zu einer lästigen Pflicht, sondern gehen Sie spielerisch damit um. Nach einiger Zeit bemerkt Ihr Kind sicherlich, dass ihm die Übungen guttun und es sich damit bei seinen Problemen selbst helfen kann. Vielleicht können Sie mit Ihrem Kind zusammen üben. Denn gemeinsames Üben macht noch mehr Spaß, und das ist ja die wichtigste Voraussetzung für den Erfolg! Üben Sie vor allem dann, wenn Ihr Kind blockiert ist. »Auf Vorrat« zu üben, also wenn es entspannt und ausgeglichen ist, hat wenig Sinn. Grundsätzlich gilt aber: Bewegen kommt vor Diskutieren!

Die vier Übungen des Kurzprogramms

Drei auf einen Streich (siehe Tipp Seite 78)

Wirkung: mit drei Übungen alle möglichen Denkblockaden auflösen.

› **Einfache Überkreuzbewegung (siehe Seite 71)**
  Entspannt stehen, im Wechsel linkes und rechtes Bein anheben, dabei jeweils mit der gegenüberliegenden Hand das Knie berühren.
› **Schwerkraftgleiter (siehe Seite 76)**
  Beine im Stehen überkreuzen, Oberkörper locker nach vorn beugen, Arme hängen lassen. Mit den Armen hin und her pendeln, zum Abschluss nach oben ausstrecken. Fußstellung wechseln und wiederholen.
› **Überkreuzbewegung nach hinten (Schuhplattler, siehe Seite 78)**
  Entspannt stehen, Arme locker hängen lassen, Beine abwechselnd nach hinten anwinkeln, mit der entgegengesetzten Hand die Ferse berühren.

Muntermacher (siehe Seite 82)

Wirkung: Augenenergie aktivieren, Koordination beider Gehirnhälften, Verbesserung des Links-rechts-Körpergleichgewichts.
Im Stehen oder Sitzen die Energiepunkte rechts und links des Brustbeins direkt unterhalb des Schlüsselbeins mit Daumen und Zeigefinger sanft massieren. Die freie Hand liegt dabei auf dem Bauchnabel. Nach etwa 20 Sekunden die Hände wechseln.

Denkmütze (siehe Seite 84)

Wirkung: Ohrenenergie aktivieren, Steigerung der Aufmerksamkeit, Verbesserung des Sprechvermögens.
Im Sitzen oder Stehen sanft beide Ohrmuscheln zwischen Daumen und Zeigefinger von oben nach unten massieren, dabei die Ränder leicht »auseinanderfalten« und ziehen.
Dreimal wiederholen.

Stress abbauen mit ESR (siehe Seite 89)

Wirkung: Stressbelastung reduzieren, neue Handlungsfreiheit gewinnen.
In entspannter Haltung gleichzeitig Stirn und Hinterkopf halten. Dabei eventuell aufregende oder belastende Ereignisse oder Gedanken des Tages durchgehen. Nach Wunsch positive Alternativen dazu entwerfen.

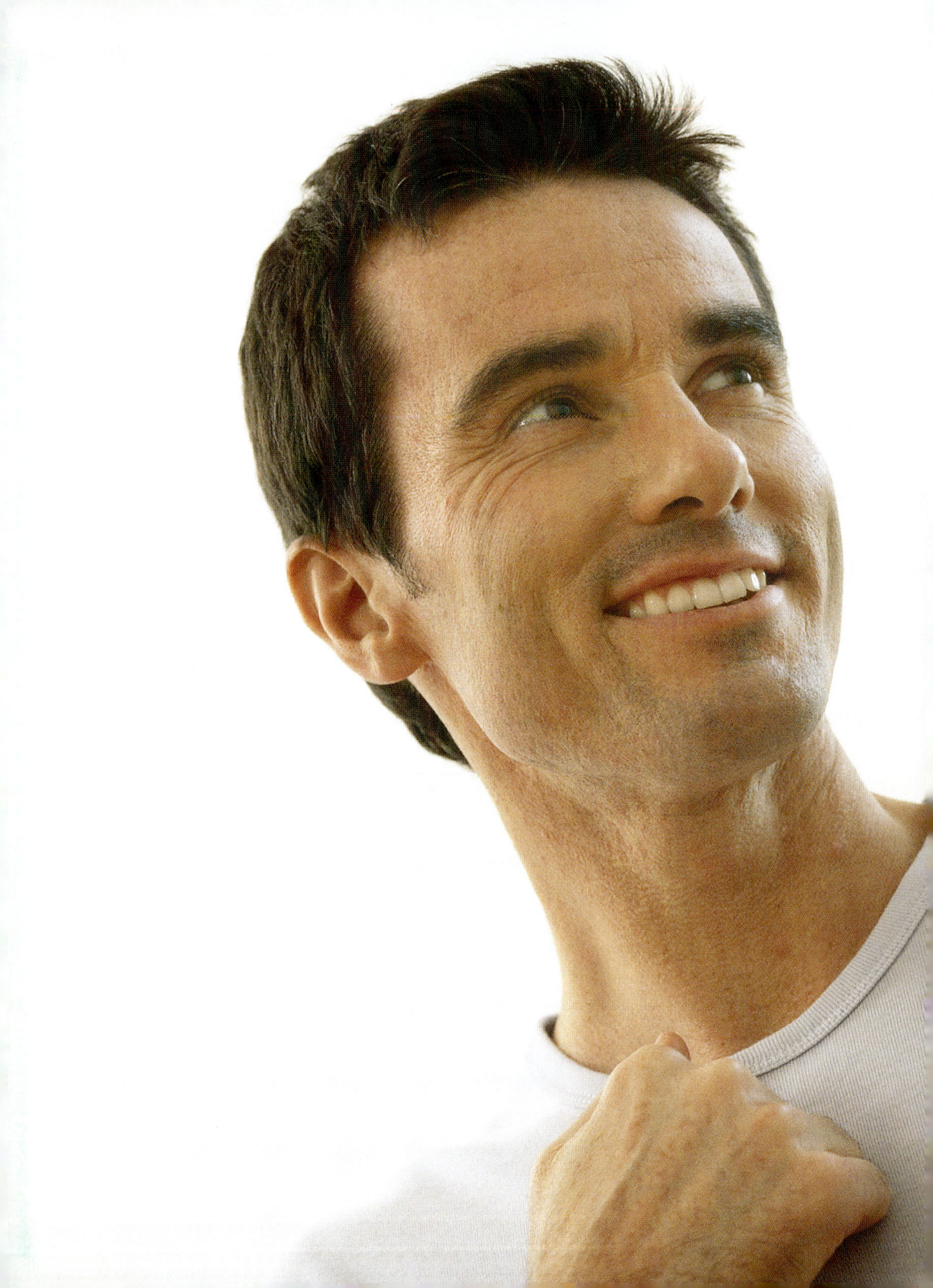

EIGENE BLOCKADEN ERKENNEN UND LÖSEN

Wenn Sie selbst stressfrei und offen sind, können Sie Ihrem Kind bei seinem Lernproblem helfen. Hier erfahren Sie, wie Sie Blockaden bei sich erkennen und auflösen.

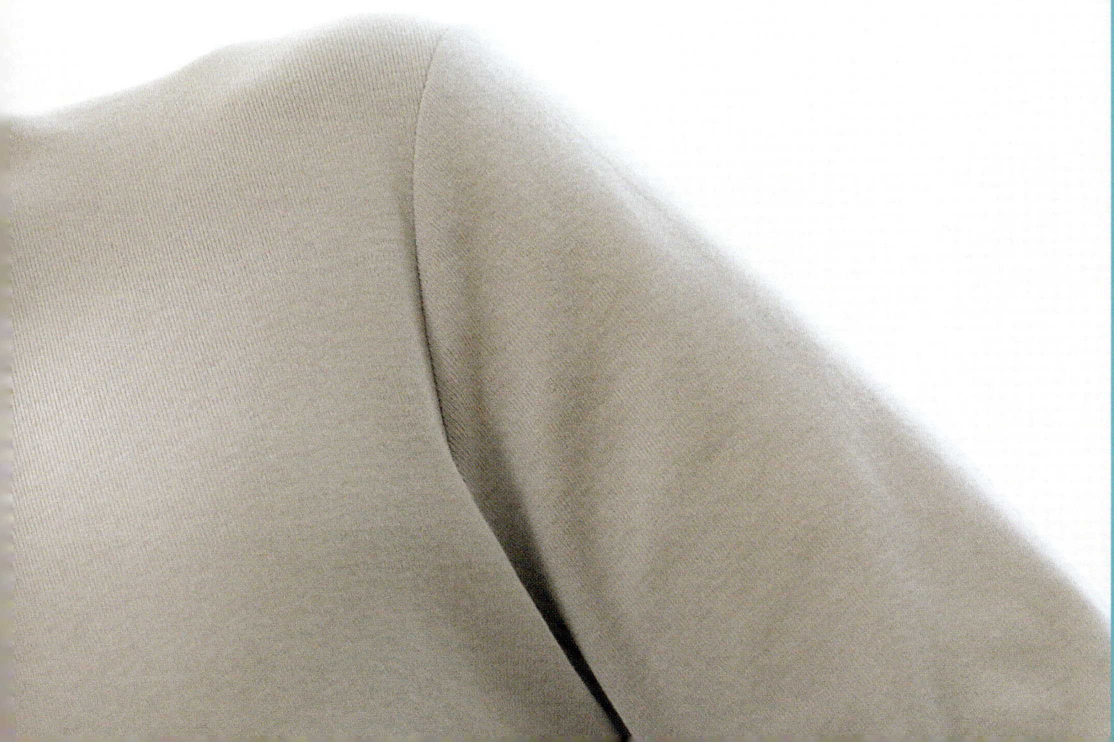

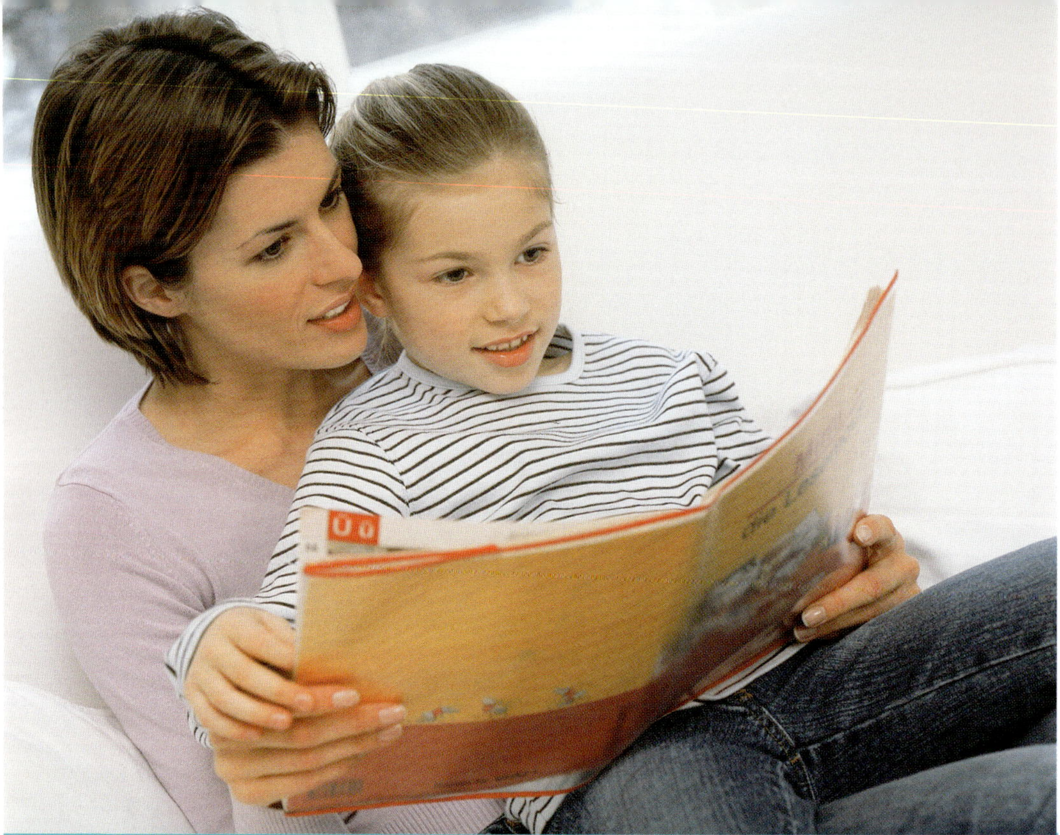

Entkommen Sie der Stressfalle!

In den vorangegangenen Kapiteln haben Sie sich bereits ausführlich mit den Lern- oder Verhaltensproblemen Ihres Kindes beschäftigt. Vielleicht haben Sie dabei festgestellt, dass auch Sie selbst Probleme beim gemeinsamen Lernen oder Üben haben. Mithilfe spezieller kinesiologischer Übungen können Sie solche Blockaden bei sich auflösen und dadurch auch wieder positiv auf Ihr Kind einwirken. Analysieren Sie sich einmal in Ruhe selbst und finden Sie heraus aus der Stressfalle!

Tatsächlich sind die meisten Eltern bei Lernproblemen ihrer Kinder stark angespannt. In Gesprächen bei der kinesiologischen Lernberatung beschreiben sie sich als genervt, ungeduldig, ausgebrannt oder kopflos. Sie leiden unter Schuldgefühlen und Versagensängsten. Aber auch Lehrer und Erzieher kämpfen mit solchen Schwierigkeiten. Der Grund: Nicht nur das Kind, sondern auch die Erwachsenen geraten in dieser Situation ganz leicht in Stress und sind dann blockiert. Die Pädagogische Kinesiologie hat zu diesem Zweck fünf Übungen entwickelt, die auf fünf verschiedene Reaktionstypen passen.

Vielleicht kommt Ihnen das bekannt vor: Immer wenn Ihr Kind bei den Hausaufgaben sagt »Das kapier ich nicht!«, sehen Sie rot und verlieren die Nerven. An ruhiges Überlegen, wie Sie ihm am besten helfen könnten, ist nun nicht mehr zu denken. Sie stecken beide mal wieder mitten in einem der Hausaufgabenkämpfe, bei denen es auf beiden Seiten nur Verlierer gibt. Später machen Sie sich vielleicht Vorwürfe, falsch reagiert zu haben. Sie fühlen sich unfähig und schuldig. Es scheint Ihnen, als könnten Sie diesen Teufelskreis nie durchbrechen. Die Chance, das Verhalten des Kindes positiv zu beeinflussen, geht dann gegen null. Erst wenn es Ihnen gelingt, diesen Reflex zu umgehen, macht das gemeinsame Üben wieder Sinn.

STRESSREAKTION

Wenn Sie auf Ihr Kind zunehmend gereizt reagieren, durchlaufen Sie die typische Stressreaktion, die Sie nicht willentlich beeinflussen können. Denn unter Stress handelt der Körper automatisch: Er schaltet auf das Überlebensprogramm um, Zeit zum Nachdenken ist später wieder.

Kleine Signale, große Wirkung

Vielleicht wirkt Ihr Kind auf Sie beim Lernen hilflos und ohne Antrieb. Obwohl Sie Ihre kostbare Zeit »opfern«, scheint es sich zu verweigern. Solche Signale, die das Kind aussendet, heißen in der Pädagogischen Kinesiologie Auslöser. Sie lassen einen ganz schnell in die Stressfalle gehen.

Der Hintergrund: In der zwischenmenschlichen Kommunikation sind nicht so sehr die Inhalte entscheidend, sondern vor allem die Signale, die ausgesendet werden. Nicht nur das, was gesagt oder getan wird, ist also wesentlich, sondern vor allem, wie es bei Ihnen ankommt. Die Situation wird durch Ihr eigenes Erleben emotional »eingefärbt«. Und diese Färbung bestimmt die Art und Weise, wie Sie dann reagieren.

WICHTIG
Verwechseln Sie bitte nicht Ihre eigenen Gefühle mit denen Ihres Kindes und gestehen Sie ihm gerade in dieser Hinsicht Individualität zu, denn jeder Mensch empfindet anders.

Blockade durch eigene Betroffenheit

Sind Sie ausgeglichen oder fühlen sich nicht selbst betroffen, können Sie die Situation gemeinsam mit Ihrem Kind meistern. Löst das Verhalten Ihres Kindes aber eigene negative Erinnerungen aus, geraten Sie in Stress. Sie übertragen dann die eigenen Ängste und Gefühle auf Ihr Gegenüber. Unbewusst versuchen Sie dabei, die eigene Blockade über Ihr Kind zu lösen. Jetzt wird deutlich, warum Schulversagen von Kindern häufig so unangenehm für Erwachsene sein kann: Solche negativen Gefühle, die beim gemeinsamen Lernen hochkommen, können beispielsweise die Erinnerung an eigene schlechte Schulerfahrungen oder auch eine allgemeine Angst vor der Zukunft sein.

Es liegt auf der Hand, dass alle Versuche, das Kind zu einer Verhaltensänderung zu bringen, in dieser Situation erfolglos sind. Möchten Sie Ihr Kind also dazu motivieren, sein Verhalten zu ändern – beispielsweise dass es sagt »Ich probiere es mal!« statt »Ich kann nicht« –, müssen Sie dafür sorgen, selbst stressfrei zu sein. Gerade bei Kindern mit Lern- und Verhaltensproblemen ist es für Eltern und Erzieher enorm wichtig, zu erkennen, ob sie sich selbst betroffen fühlen und damit möglicherweise blockiert sind.

Bedenken Sie, dass Überblick, Geduld und Gelassenheit die besten Voraussetzungen für eine erfolgreiche Erziehung sind. Schädlich ist allerdings die Einstellung »Ich bin schon in Ordnung, aber mein Kind ist es nicht« – eine Haltung, in der wir Erwachsenen uns nur zu gerne einrichten. Dadurch wird dem Kind der Schwarze Peter zugeschoben. Es hat den Eindruck, alles könnte in Ordnung sein, wäre da nur nicht sein Lernproblem.

Achten Sie bitte darauf, nicht die eigene Unzufriedenheit mit Ihrer Lebenssituation an Ihrem Kind auszulassen. Vermeiden Sie also, dass es sich schuldig fühlt und womöglich unter enormen Druck gerät, weil es glaubt, aus eigener Kraft die Situation ändern zu müssen. Versuchen Sie stattdessen, gelassen zu bleiben und das Lernproblem Ihres Kindes nicht zu dramatisieren. Ebenso ungünstig ist es auch, wenn Sie die Gefühle und Erinnerungen aus Ihrer eigenen Schulzeit auf Ihr Kind übertragen und voraussetzen, es empfände exakt wie Sie.

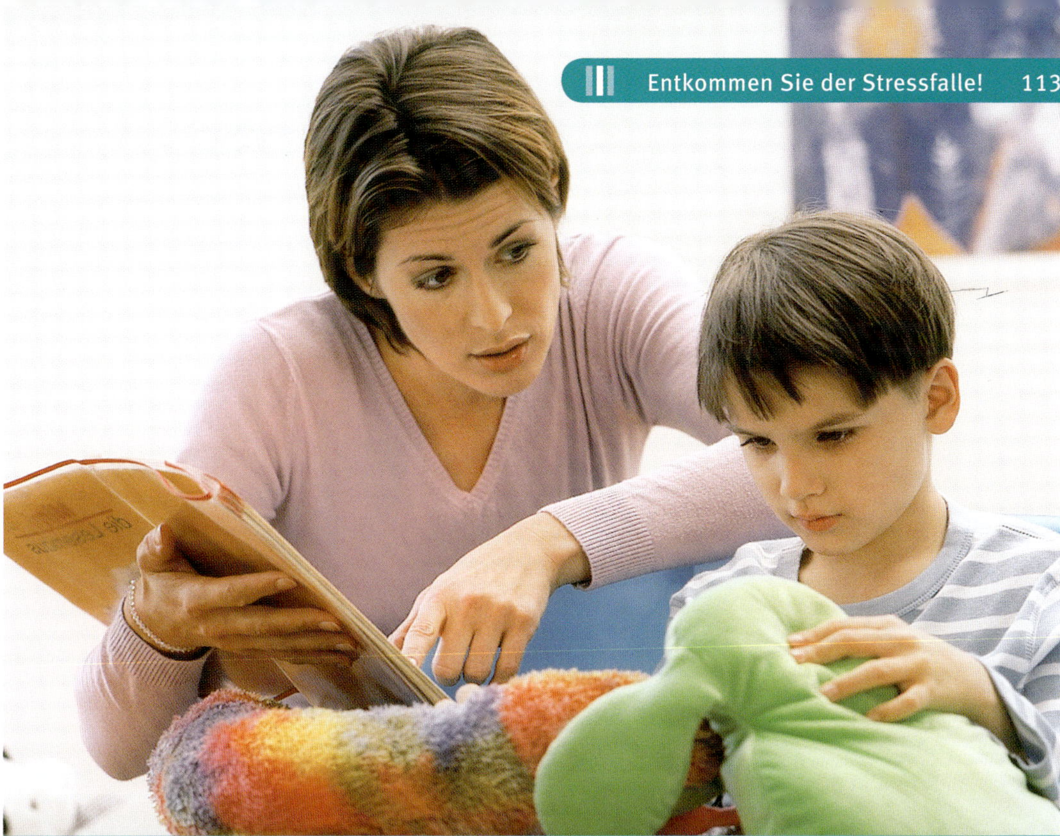

Wie reagieren Sie auf Ihr Kind?

Bei unserem Gegenüber können wir Verhalten und Strategien eher verändern, wenn wir selbst stressfrei sind. Deshalb brauchen wir eine Möglichkeit, eigene Blockaden zu erkennen. Dazu hat die Pädagogische Kinesiologie fünf Fragen aus der Arbeit mit Eltern und Kindern entwickelt. Mit ihrer Hilfe können Sie erkennen, ob das Arbeiten mit Ihrem Kind Sie so stresst, dass Sie selbst blockiert sind. Sie finden heraus, in welchen Gefühlen sich die Blockade äußert und mit welcher Übung Sie sie auflösen können.

Bitte beachten Sie, dass die Übungen nur dann wirkungsvoll sind, wenn Sie die Art Ihrer Blockade erkennen. Tipp: Wenn Sie nach einer Antwort auf die folgenden Fragen suchen, gehen Sie dabei bitte nicht rein verstandesmäßig vor, sondern hören Sie auf Ihre innere Stimme. Wenn Sie mithilfe Ihres Intellekts eine Antwort konstruieren, dringen Sie nicht zum eigentlichen Problem vor.

TIPP
Wer es immer allen recht machen will, verliert sich irgendwann selbst aus den Augen – und blockiert damit seine eigene Lebensenergie. Lassen Sie es nicht so weit kommen und hören Sie auch auf Ihre eigenen Bedürfnisse!

Fünf Emotionen – fünf Fragen

In Gesprächen wird immer wieder deutlich, dass sich die Reaktionsweise der betroffenen Eltern beim gemeinsamen Lernen auf fünf grundlegende emotionale Zustände des Menschen zurückführen lässt. Damit findet die Pädagogische Kinesiologie bestätigt, was bereits aus der Philosophie bekannt ist, die sich ja ebenfalls mit dem Menschen als Verstandes- und Gefühlswesen befasst. Diesen Emotionszuständen entsprechen folgende fünf Fragen:

1. Wer bin ich?
2. Was brauche ich?
3. Was kann ich?
4. Vertraue ich?
5. Habe ich Angst vor der Zukunft?

Was die Fragen bedeuten

1. Wer bin ich? Jeder Mensch hat das Bedürfnis, herauszufinden, wer er ist, worin seine persönliche Identität besteht. Wenn uns etwas begegnet, das uns sehr berührt, sagen wir oft »Ich wusste in diesem Augenblick nicht mehr, wer ich war«. Wer aber nicht mehr weiß, wer er ist, kann auch nicht angemessen handeln!
2. Was brauche ich? Jeder muss immer wieder neu herausfinden, was er vom Leben erwartet, was seine persönlichen Bedürfnisse sind, ob er sie befriedigen kann oder ob ihn jemand daran hindert. Wenn wir aus Sorge oder Verpflichtung für andere unsere persönlichen Bedürfnisse immer zurückstellen, machen wir irgendwann die anderen dafür verantwortlich: »Du bist schuld!« Diese Reaktion erzeugt bei uns selbst wieder Schuldgefühle. Eine solche Blockade kann sich zum Beispiel so äußern: »Ich habe ja noch andere Kinder zu versorgen, die kommen ebenso wie ich zu kurz!«

3 Was kann ich? Jeder Mensch hat in etwa eine Vorstellung davon, welchen Status er im Leben hat, welche Rolle er spielt, worin seine Fähigkeiten und sein Können liegen oder was er eigentlich können müsste, aber nicht so gut kann. Diese Vorstellungen sind geprägt von unserer Herkunft und unserer Erziehung sowie vom Feedback, das uns unsere Umgebung gibt. Vielleicht gehen Ihnen immer wieder solche oder ähnliche Gedanken durch den Kopf: »Bin ich in der Lage, mein Kind zu erziehen, oder versage ich? Kann ich ihm vielleicht nicht helfen, weil mein Bildungsstand nicht ausreicht?« Oder als Lehrer: »Wenn meine Schüler den Unterrichtsstoff nicht beherrschen, ist meine Kompetenz als Lehrer in Frage gestellt. Was sagen meine Kollegen dazu?«

4 Vertraue ich? Jeder Mensch braucht als Basis für sein Leben ein Urvertrauen. Dieses zeigt sich unabhängig von individuellen Fähigkeiten als Lebenshaltung, die einem hilft, auch in schwierigen Situationen zurechtzukommen: »Ich glaube, dass alles gut werden wird.« Vielleicht wecken die Schulprobleme des Kindes bei den Eltern negative Erinnerungen an die eigene Schulzeit: »Niemand hat mir geholfen, ich wurde ganz allein gelassen.«

5 Habe ich Angst vor der Zukunft? Jeder Mensch braucht Perspektiven. Eine Perspektive ist mehr als einfach nur ein Ziel. Es ist die Gewissheit, sich entfalten, sein Wissen und seine Fähigkeiten ins Leben einbringen zu können, seinen Platz in der Gesellschaft zu finden und gebraucht zu werden. Vielleicht quält Sie folgender Gedanke: »Wenn mein Kind die Anforderungen in der Schule nicht erfüllen kann, hat es im Leben keine Chance!«

TIPP
Versuchen Sie, Ihre eigenen Ängste vor der Zukunft nicht auf Ihr Kind zu übertragen.

Wie ging es Ihnen damit?

Wenn diese fünf Fragen beziehungsweise ihre Erklärungen bei Ihnen keine unangenehmen Gefühle auslösten, haben Sie keine Stressblockade und können Ihrem Kind entspannt beim Lernen helfen. Wenn Sie dagegen selbst blockiert sind, werden Sie das Verhalten Ihres Kindes wahrscheinlich um jeden Preis verändern wollen – damit die von Ihnen gefürchteten Gefühle nicht hochkommen. Unter diesen Voraussetzungen können Sie Ihr Kind nicht optimal unterstützen.

Max sagt: »Kann ich nicht!«

Ein Beispiel soll verdeutlichen, wie eine Lernsituation, in der sowohl das Kind als auch Mutter oder Vater durch Stress blockiert sind, aussehen könnte: Die Mutter übt mit Max Rechnen. Er verrechnet sich dauernd und sagt schließlich, wie so oft: »Kann ich nicht!« Dies ist für die Mutter regelmäßig der Auslöser für den Gefühlszustand »Angst vor der Zukunft«. Sie denkt: »Was soll aus Max werden, die Zukunftsaussichten sind miserabel, er ist chancenlos auf allen Gebieten.« Selbst völlig blockiert, kann die Mutter nicht erkennen, dass es ihre eigene Zukunftsangst ist, die sie auf Max überträgt. Aus dieser Angst heraus versucht sie mit allen Mitteln, Max dazu zu bringen, die Herausforderung Schule zu meistern. Der Haken: Es ist völlig sinnlos, anderen Mut zu machen, wenn man selbst Angst hat. Am quälendsten für Max' Mutter sind die Zukunftsängste um ihren eigenen Sohn.

GU-ERFOLGSTIPP

ENTSCHEIDUNGEN ZUR RICHTIGEN ZEIT

Eltern treffen Entscheidungen über die schulische Karriere ihrer Kinder (Schulart, Klassenwechsel oder -wiederholung, Privat- oder Regelschule) oft zu früh. Kinder entwickeln und verändern sich spontan – die Lage kann schon nach den großen Ferien ganz anders aussehen. Lassen Sie sich von Institutionen nicht drängen; diese denken zunächst vor allem an ihre Planung.

Die Blockade lösen

Mit kinesiologischen Bewegungs- und Energieübungen können Sie eine solche Blockade lösen. Beim Üben werden durch die Bewegung oder Anregung von Energiepunkten bestimmte neurologische Verknüpfungen in den Nervenbahnen aktiviert. Dadurch erweitert sich Ihre persönliche Kompetenz: Sie können überlegt und gezielt reagieren und handeln. Ihre Wahrnehmung wird bewusster, Sie haben bessere Ideen und mehr Mut, sie umzusetzen. Diese Sicherheit überträgt sich auf das Kind. Das »Ich kann nicht« von Max löst keine unkontrollierbaren Gefühle mehr bei seiner Mutter aus. Sie ist jetzt in der Lage, herauszufinden, wo bei Max die Blockade steckt, und kann ihm helfen, sie zu überwinden.

Indem Sie herausfinden, wo Ihre Stressblockade liegt, kommen Sie automatisch an die Vernetzungen in Ihrem Gehirn, die den Stress auslösen. Begegnen Sie dieser Stelle mit einer gezielten Übung, kommt es im Gehirn zu einer Neuvernetzung: Das neue Reaktionsmuster wird stabiler, die alte negative Erfahrung tritt in den Hintergrund. Dank der Forschung können diese Vorgänge heute sichtbar gemacht werden. Die Neuvernetzung geschieht in erster Linie durch Bewegungsübungen: Bewegen ist Denken!

Individuelle Stressoren erkennen

Im Beispiel von Max wirkt die Aussage »Kann ich nicht!« als negativer Stressor für die Mutter. Dieser Auslöser setzt bei ihr eine Stressreaktion in Gang. Wenn Sie sich selbst analysieren, ist es sinnvoll, erst zu überlegen, welches spezielle Verhalten Ihres Kindes Sie besonders stresst. Vielleicht bringen Sie immer wieder bestimmte Kommentare (»Ist doch langweilig, kapier ich nicht, macht doch nichts«) auf die Palme? Müssen Sie immer wieder dasselbe erklären? Stört Sie die Art, wie das Kind auf seinem Stuhl lümmelt? Wenn Sie meinen, Ihre persönlichen Stressoren in der Lernsituation herausgefunden zu haben, analysieren Sie das Gefühl, die Gedanken, die Stimmung, die dann in Ihnen hochkommen. Die Fragen im Kasten unten, die auf den ausführlichen Grundfragen von Seite 114 aufbauen, sollen Ihnen dabei helfen. Gehen Sie in Gedanken die folgenden Fragen durch und achten Sie darauf, welche Themen Sie besonders beunruhigen. Nehmen Sie sich dafür ausreichend Zeit.

Gefühle zulassen

Haben Sie bei einer oder mehreren Aussagen ein unangenehmes Gefühl, fühlen Sie sich angesprochen oder betroffen, dann lassen Sie diese Empfindungen ruhig hochkommen. Wenn Sie sich so richtig in Ihre Gefühle hineingesteigert haben, machen Sie die im Kasten auf Seite 120 angegebenen Übungen.

FÜNF WICHTIGE FRAGEN

- Habe ich das Gefühl, dass ich nicht mehr weiß, wo mir der Kopf steht, wer ich bin? Warum trifft es gerade mich (uns) mit diesen Problemen?
- Bleiben einige meiner eigenen Bedürfnisse wegen der aktuellen Situation auf der Strecke? Was würde ich jetzt stattdessen viel lieber tun? An welche Situation erinnert mich das Ganze?
- Zweifle ich an meinen Fähigkeiten als Mutter, Vater, Lehrer oder Erzieher? Was habe ich falsch gemacht?
- Habe ich das Gefühl, dass mir »die Felle davonschwimmen«, dass ich es nicht mehr schaffe?
- Mache ich mir große Sorgen um die Zukunft meines Kindes? Frage ich mich: »Was soll aus ihm werden«?

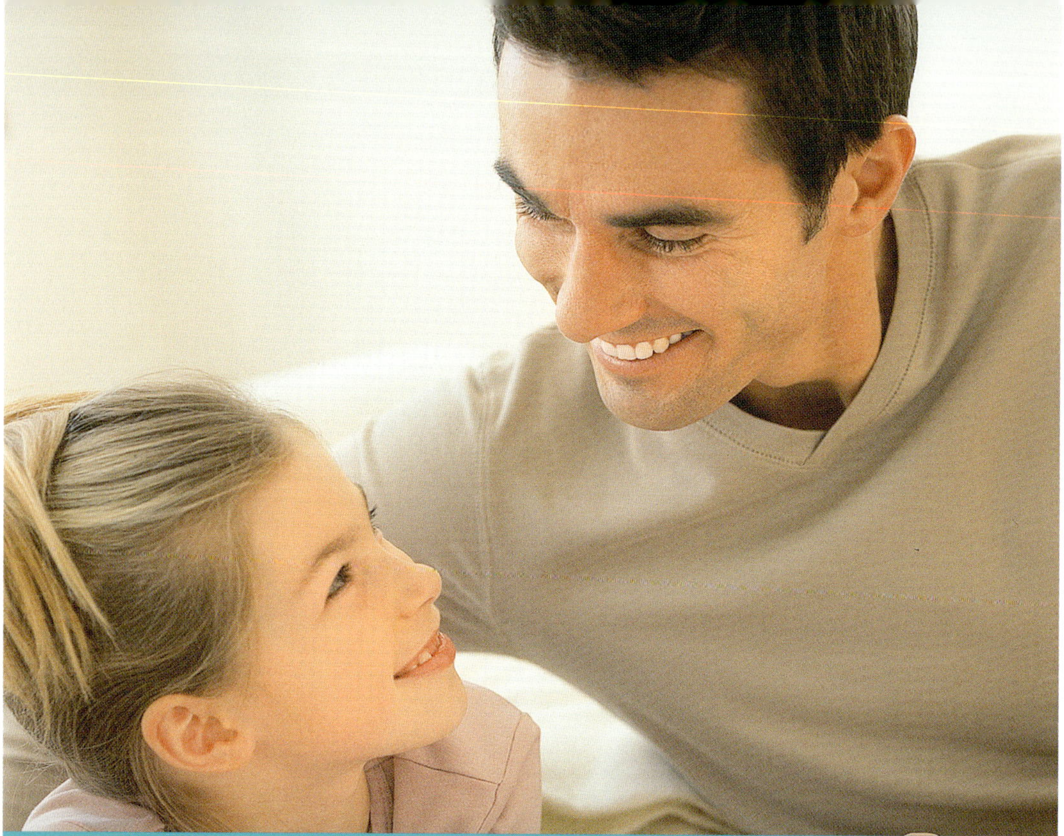

So lösen Sie Ihre Blockade auf

Da Sie nun wissen, worin Ihr Problem beim gemeinsamen Lernen mit Ihrem Kind liegt, lernen Sie jetzt die Übungen kennen, mit denen Sie Ihre Stressblockade auflösen können. Nach regelmäßigem Üben werden Sie bald feststellen, dass Sie in der bisher kritischen Situation gelassen bleiben und Ihre gesamte Kompetenz einbringen können. Damit ist es Ihnen möglich, Verhalten und Fähigkeiten Ihres Kindes positiv zu beeinflussen. Das gemeinsame Lernen macht wieder Spaß und führt auch zum Erfolg!

Wie Sie üben sollten

Die Übungen in diesem Kapitel sind für die individuellen Reaktionstypen (siehe Seite 111) ausgewählt und hochwirksam. Sie sind so aufgebaut, dass Sie für die jeweilige Frage oder Aussage in der Tabelle auf Seite 120 eine ganz bestimmte Übung machen sollten. Wenn mehrere der fünf Fragen von Seite 114 auf Sie zutreffen, sollten Sie alle dafür empfohlenen Übungen machen. So lange bis Sie den Eindruck haben, mit dem Problem zurechtzukommen, sollten Sie täglich etwas Zeit für »Ihre« Übungen einplanen.
Am besten üben Sie vor dem gemeinsamen Lernen, auch das Üben einige Stunden vorher ist möglich; gegebenenfalls können Sie auch in der Zeit danach üben. Wenden Sie die Übungen so lange an, bis Sie merken, dass die ursprünglich als unangenehm empfundene Frage Sie nicht mehr stresst.

Thymusdrüse klopfen

Die Thymusdrüse steuert den Energiefluss in den Meridianen (siehe Seite 10). Sie ist ein sehr wichtiges Organ unseres Immunsystems. Ab der Pubertät bildet es sich jedoch allmählich zurück, weil das Immunsystem dann vollständig aufgebaut ist. Das Klopfen der Thymusdrüse hält sie länger aktiv und regt die Lebensenergie an. Dadurch finden Sie wieder mehr zu sich selbst. Die Thymusdrüse liegt ungefähr in der Mitte der Brust, unterhalb des Schlüsselbeins an der Stelle, wo die zweite Rippe mit dem Brustbein verbunden ist.

Auf die Brust klopfen

- Stehen Sie oder setzen Sie sich aufrecht hin. Lassen Sie dabei Ihre Schultern ganz locker.
- Klopfen Sie nun mit vier Fingern Ihrer rechten oder Ihrer linken Hand zwei- bis dreimal leicht auf die oben beschriebene Stelle (siehe auch Foto Seite 108/109).
- Diese kleine Übung können Sie wunderbar immer wieder zwischendurch in Ihren Tagesablauf integrieren, sei es im Büro, unterwegs oder zu Hause.

Emotionale Stressreduktion (ESR)

Die ESR-Übung aktiviert gleichzeitig zwei Gehirnbereiche: das Hinterhaupt (dem das automatisierte Handeln zugeordnet wird) und den Stirnbereich (der zuständig ist für zielgerichtetes Handeln). Sie schlagen dabei zwei Fliegen mit einer Klappe, denn Sie verbinden die kraftvollen mit den bewussten und vernunftorientierten Fähigkeiten Ihres Gehirns. Dadurch werden Sie zielsicher und erkennen besser, was Sie brauchen und was Sie dafür tun müssen. Sie kennen diese Übung schon vom Arbeiten mit Ihrem Kind (siehe Seite 89).

Entspannen und Visualisieren

- Nehmen Sie eine entspannte Haltung (im Sitzen oder im Liegen) ein.
- Legen Sie jetzt eine Ihrer Hände flach auf Ihre Stirn und berühren Sie dabei die Stirnbeinhöcker (siehe Seite 89). Legen Sie Ihre andere Hand gleichzeitig an den Hinterkopf.
- Versuchen Sie, sich in dieser Haltung in die betreffende Stresssituation hineinzuversetzen. Vielleicht hilft es Ihnen, die Szene mit Ihrem Kind wie einen Film vor Ihrem inneren Auge ablaufen zu lassen.
- Wechseln Sie nach etwa einer Minute die Hände und wiederholen Sie die Übung.

Fünf Fragen – fünf Übungen

Welche Frage(n) beschäftigen Sie im Umgang mit Ihrem Kind gerade ganz besonders? Machen Sie jeweils die zugehörige(n) Übung(en).

Warum trifft es gerade mich (uns)?	Thymusdrüse klopfen	Seite 119
Was würde ich stattdessen gerne tun?	Emotionale Stressreduktion	Seite 120
Was habe ich falsch gemacht?	Daumen-Zeigefinger-Übung	Seite 121
Das schaffe ich nicht mehr!	Muntermacher-Übung	Seite 121
Was soll aus meinem Kind werden?	Gleichgewichtsübung	Seite 122

Daumen-Zeigefinger-Übung

Diese Übung steigert das Selbstwertgefühl. Sie hilft Ihnen, die Zweifel an Ihren Fähigkeiten zu überwinden, alte Versagensängste loszulassen. Sie massieren dabei einen Energiepunkt zwischen Daumen und Zeigefinger – eine Bewegung, die wir oft unbewusst machen: Wir lösen damit den Greifreflex auf.

Über die Hand streichen

- Wählen Sie eine angenehme Ausgangsposition im Sitzen oder Stehen und winkeln beide Unterarme leicht an.
- 1 Strecken Sie die Finger Ihrer linken Hand und legen Sie Ihren rechten Daumen auf die Vertiefung zwischen Daumen und Zeigefinger der linken Hand.
- Streichen Sie nun mit dem rechten Daumen in der Vertiefung ungefähr zehnmal leicht vor und zurück.
- Wechseln Sie dann die Hände und wiederholen die Übung.

Der Muntermacher

Die Energieübung weckt neue Lebenskräfte und stärkt den Gleichgewichtssinn. Durch das Ausbalancieren beider Körperhälften werden Sie wacher, können Unsicherheiten und Ängste leichter überwinden: Sie kommen ins Gleichgewicht.

Akupunkturpunkte massieren, Bauchnabel berühren

- Massieren Sie mit Daumen und Zeigefinger einer Hand leicht die Muntermacher-Energiepunkte (siehe Seite 83). Die andere Hand liegt sanft auf dem Bauchnabel.
- Nach 30 Sekunden die Hände wechseln.

1

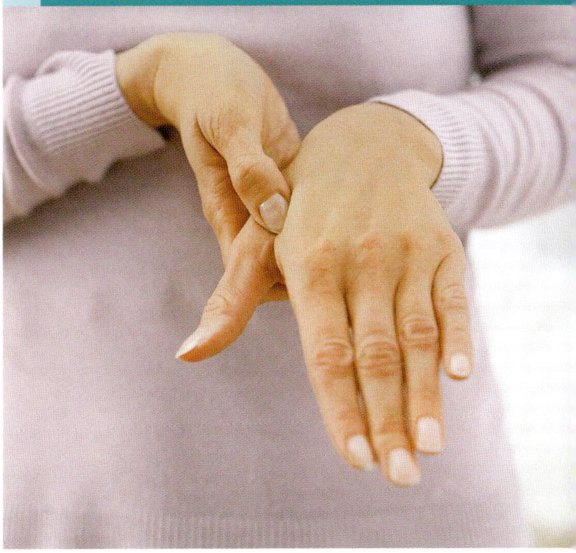

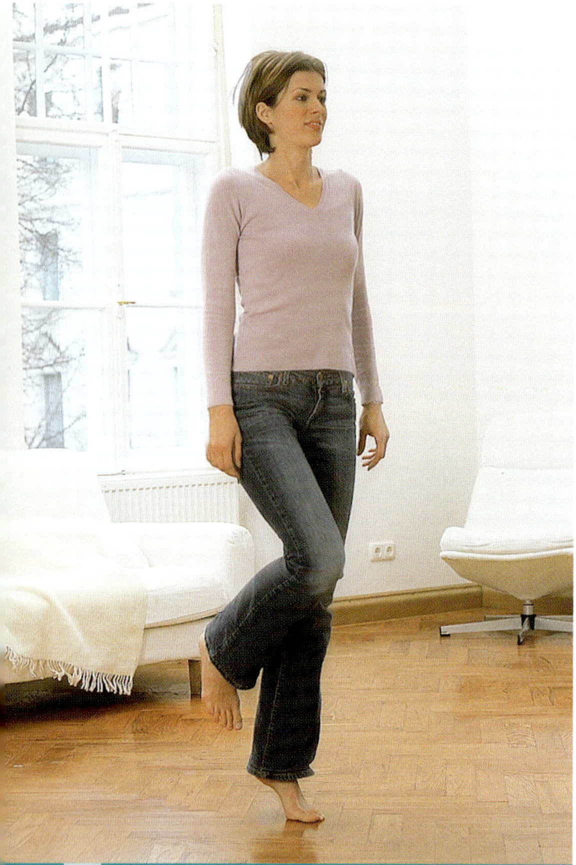

1

Die Gleichgewichtsübung

Diese Bewegungsübung hilft Ihnen, Gefühl und Verstand ins Gleichgewicht zu bringen. Sie bekommen dadurch Lust, Ideen für die Zukunft zu entwickeln und diese zielstrebig umzusetzen.

Auf einem Bein hüpfen

1
- Sie stehen aufrecht da. Hüpfen Sie nun auf einem Bein. Es spielt dabei keine Rolle, mit welchem Sie beginnen.
- Hüpfen Sie ungefähr zehnmal. Achten Sie dabei auch darauf, ob Ihnen das Hüpfen schwerfällt.
- Wechseln Sie jetzt die Beine und hüpfen Sie zehnmal auf dem anderen Bein.

Selbstbeobachtung

War das Hüpfen mit einem Ihrer Beine schwieriger als mit dem anderen? Falls Sie einen Unterschied festgestellt haben, ist das ein Hinweis darauf, dass Sie Probleme hatten, das Gleichgewicht zu halten. Sie haben sich »im Kreis gedreht«, sind nicht vorangekommen.

- In diesem Fall hüpfen Sie nun mit beiden Beinen ebenfalls zehnmal.
- Dann hüpfen Sie wieder einzeln auf einem Bein im Wechsel. Achten Sie darauf, ob es jetzt einfacher geht. Falls nicht, wiederholen Sie die Übung noch einmal.

Bücher, die weiterhelfen

Batmanghelidj, Fereydoon: **Wasser, die gesunde Lösung;** Verlag für Angewandte Kinesiologie

Hüther, Gerald: **Bedienungsanleitung für ein menschliches Gehirn;** Vandenhoeck und Ruprecht

Koneberg, Ludwig; Gramer-Rottler, Silke: **Das bewegte Gehirn;** Kösel

Koneberg, Ludwig; Gramer-Rottler, Silke: **Die sieben Sicherheiten, die Kinder brauchen;** Kösel

Koneberg, Ludwig; Gramer-Rottler, Silke: **Kindgerecht lernen mit der Evolutionspädagogik;** Kösel

Koneberg, Ludwig; Gramer-Rottler, Silke: **Verkannte Genies;** Kösel

Solms, Mark; Turnbull, Oliver: **Das Gehirn und die innere Welt. Neurowissenschaft und Psychoanalyse;** Patmos

Watzlawick, Paul: **Anleitung zum Unglücklichsein;** Piper

Aus dem GRÄFE UND UNZER VERLAG

Bannenberg, Thomas: **Yoga für Kinder** (Übungsbuch mit DVD)

Glaser, Ute: **Die Eltern-Trickkiste**

Juul, Jesper: **Vier Werte, die Kinder ein Leben lang tragen** und **Vier Werte, die Eltern & Jugendliche durch die Pubertät tragen**

Kast-Zahn, Annette: **Jedes Kind kann Regeln lernen**

Rogge, Jan-Uwe/Bartram, Angelika: **Wie Sie reden, damit Ihr Kind zuhört & wie Sie zuhören, damit Ihr Kind redet**

Saalfrank, Katharina: **Was unsere Kinder brauchen**

Stellmann, Dr. med. Michael; Soldner, Georg: **Kinderkrankheiten natürlich behandeln**

Stumpf, Werner: **Homöopathie für Kinder**

Adressen, die weiterhelfen

Adressen von ausgebildeten Lernberatern in Ihrer Nähe (auch in Österreich und der Schweiz sowie in Frankreich, Italien und Spanien) und Informationen über die Ausbildung zum Lernberater sowie über Seminare »zum Buch« erhalten Sie beim:

I.P.P. Institut für Praktische Pädagogik
Ludwig Koneberg M. A. phil.
Ernsbergerstraße 14, 81241 München
E-Mail: mail@praktische-paed.de
Internet: www.institut-pp.com

Die Initiative »Trinken im Unterricht« (siehe Seite 30) finden Sie unter:
www.trinken-im-unterricht.de

Sachregister

H/I/J

K

L

M

N

O

P

Impressum

Überarbeitete und erweiterte Neuausgabe von Kinesiologie für Kinder, GRÄFE UND UNZER VERLAG 2005, ISBN 3-7742-6687-5 (Erstausgabe: 1996)

Projektleitung: Reinhard Brendli
Lektorat: Barbara Kohl
Bildredaktion: Henrike Schechter

Fotoproduktion: Tom Roch
Weitere Fotos und Illustrationen: Corbis: S. 1, 6; Gabriele Förder: S. 4 (unten); Fotofinder: S. 10; Ludwig Koneberg: S. 4 (oben); Susanne Krauss: vordere Umschlagseite, S. 2, 62, hintere Umschlagseite (rechts); Plainpicture: S. 28; Ingrid Schobel: S. 15, 21; Detlef Seidensticker: S. 55, 56, 58, 59, 60, 80, 81, 96; Superbild: S. 26

Syndication: www.seasons.agency

www.facebook.com/gu.verlag

Layout: independent Medien-Design, Horst Moser, München
Herstellung: Petra Roth
Satz: abavo GmbH, Buchloe
Reproduktion: Repro Ludwig, Zell am See
Druck und Bindung: dimograf

ISBN 978-3-8338-1392-4

9. Auflage 2018

Umwelthinweis

Dieses Buch wurde auf PEFC-zertifiziertem Papier aus nachhaltiger Waldwirtschaft gedruckt.

Wichtiger Hinweis

Alle Ratschläge, Anwendungen und Übungen in diesem Buch wurden von den Autoren sorgfältig recherchiert und in der Praxis erprobt. Sie sind für Kinder mit normaler Konstitution geeignet. Dennoch können nur Sie selbst entscheiden, ob und inwieweit Sie diese Vorschläge mit Ihrem Kind umsetzen können und möchten. Lassen Sie sich in allen Zweifelsfällen zuvor durch einen Arzt oder Therapeuten beraten.
Weder Autoren noch Verlag können für eventuelle Nachteile oder Schäden, die aus den im Buch gegebenen praktischen Hinweisen resultieren, eine Haftung übernehmen.

GRÄFE UND UNZER

Ein Unternehmen der
GANSKE VERLAGSGRUPPE

Die werden Sie auch lieben.

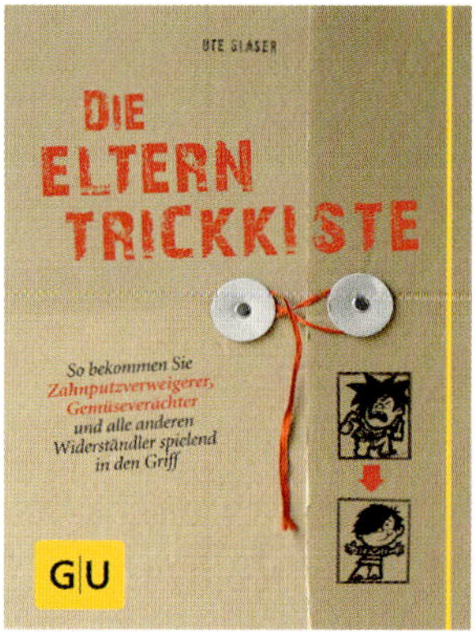

ISBN 978-3-8338-2039-7

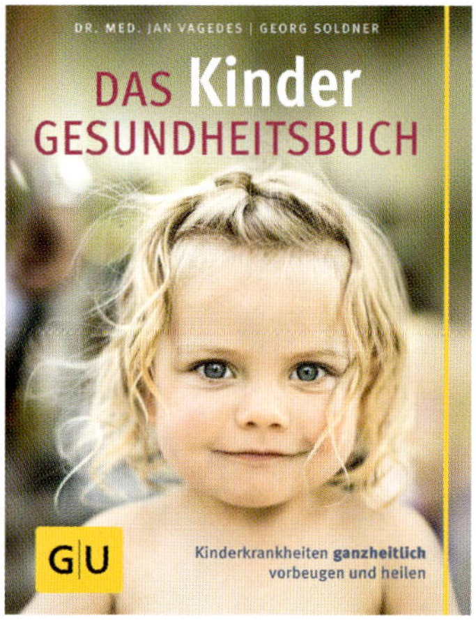

ISBN 978-3-8338-3619-0

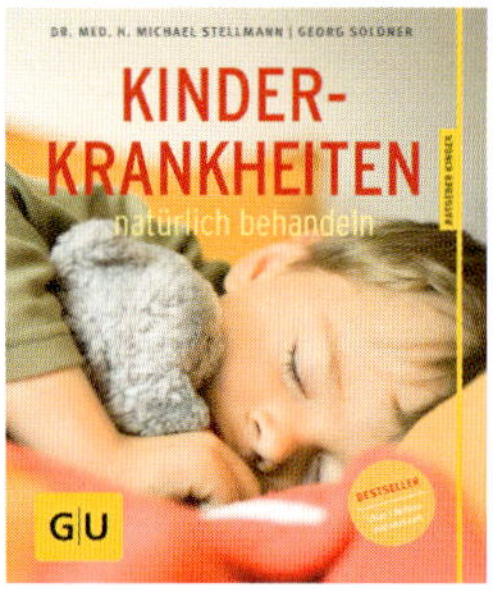

ISBN 978-3-8338-3795-1

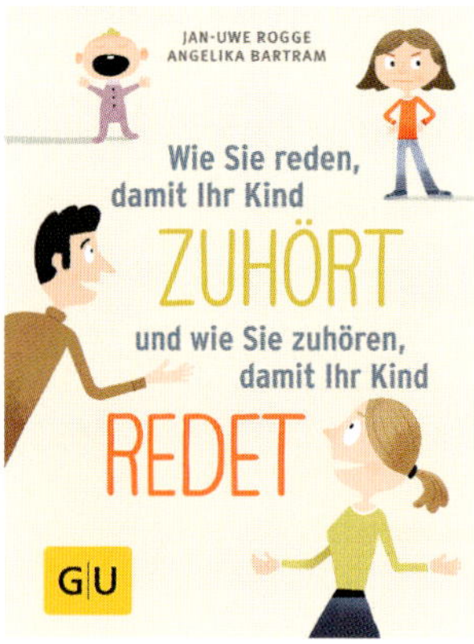

ISBN 978-3-8338-6273-1

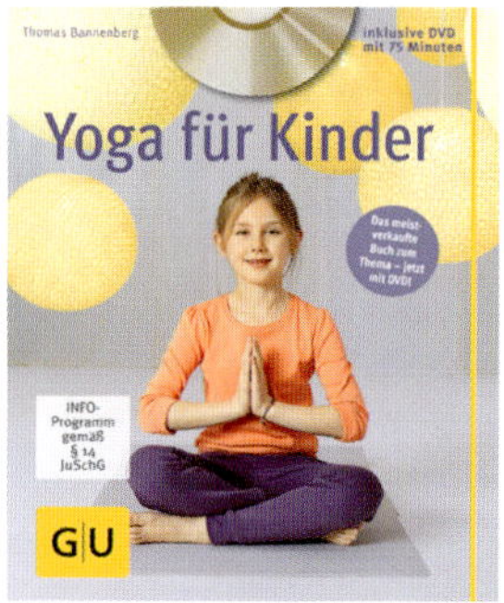

ISBN 978-3-8338-2878-2

Mehr von GU auf **www.gu.de** und
facebook.com/gu.verlag

G|U
Willkommen im Leben.